Wafaa Abdou
Azza Kamel
Reham Barghash

Bisfosfonatos: Novas ferramentas de modificação quimiosselectiva em farmacologia

Wafaa Abdou
Azza Kamel
Reham Barghash

Bisfosfonatos: Novas ferramentas de modificação quimiosselectiva em farmacologia

Os bisfosfonatos são os novos actores da oncologia

ScienciaScripts

Imprint

Any brand names and product names mentioned in this book are subject to trademark, brand or patent protection and are trademarks or registered trademarks of their respective holders. The use of brand names, product names, common names, trade names, product descriptions etc. even without a particular marking in this work is in no way to be construed to mean that such names may be regarded as unrestricted in respect of trademark and brand protection legislation and could thus be used by anyone.

Cover image: www.ingimage.com

This book is a translation from the original published under ISBN 978-620-2-31025-3.

Publisher:
Sciencia Scripts
is a trademark of
Dodo Books Indian Ocean Ltd. and OmniScriptum S.R.L publishing group

120 High Road, East Finchley, London, N2 9ED, United Kingdom
Str. Armeneasca 28/1, office 1, Chisinau MD-2012, Republic of Moldova, Europe
Printed at: see last page
ISBN: 978-620-7-80679-9

Prefácio

O fósforo e os seus compostos associados têm sido tradicionalmente utilizados sobretudo em adubos, fósforos e reagentes químicos. Atualmente, a produção destes materiais excede os 40 milhões de toneladas por ano, calculados em relação ao fósforo elementar. No entanto, o papel do fósforo na indústria sofreu uma mudança vital nas últimas seis décadas, principalmente devido a três desenvolvimentos cruciais:

Em primeiro lugar, a sua importância nos processos bioquímicos do metabolismo e da troca de energia da matéria viva, bem como nas actividades intelectuais dos seres humanos, tornou-se bem apreciada. Por uma boa razão, o fósforo pode ser chamado o elemento da vida e do intelecto. Por outro lado, os aspectos negativos do fósforo como estimulante da vida tornaram-se óbvios sob a forma de *eutrofização* crescente das massas de água e de poluição ambiental em locais onde são escavados ou processados materiais que contêm fósforo.

Em segundo lugar, o fósforo tornou-se um elemento de muitas utilizações em novos materiais para as tecnologias modernas. Para citar apenas alguns: extractivos, permuta iónica, agentes complexantes, membranas líquidas, catalisadores selectivos, hormonas sintéticas, biomateriais artificiais, pesticidas, cerâmicas funcionais, laser de estado sólido, fibras ópticas e eletrónica.

Em terceiro lugar, a extraordinária capacidade do fósforo para formar uma grande variedade de ligações e compostos químicos tornou-se amplamente estabelecida. Por estas razões, é seguro afirmar que os compostos organofosforados ocupam um papel único no arsenal de produtos químicos que são úteis tanto na vida quotidiana como na prática laboratorial. As propriedades de oxidação-redução do fósforo como elemento estendem a sua versatilidade à conceção de grupos activadores de deslocamentos nucleofílicos e às reacções de acoplamento. Esta vantagem é significativa no desenvolvimento de catalisadores para processos assimétricos e na síntese de compostos organofosforados invulgares que encontraram aplicações importantes na química medicinal e na agroquímica.

Na química medicinal e farmacêutica, os compostos organofosforados têm vindo a desenvolver-se de forma constante, uma vez que muitos dos compostos contendo fósforo possuem atividade antimicrobiana, antibiótica, antineoplásica e/ou antiviral. Por esta razão, estudámos extensivamente a síntese de compostos contendo fósforo, tais como fosfonatos, fosfatos, tiofosfatos e bisfosfonatos. É provável que os novos compostos fosforilados sejam biologicamente activos e tenham potencial na medicina e na agricultura.

Professor Wafaa Abdou
Centro Nacional de Investigação, Cairo, Egito

abril de 2018

Conteúdo

CAPÍTULO 1
FISIOPATOLOGIA DA DOENÇA ÓSSEA METASTÁTICA E O PAPEL DA SEGUNDA GERAÇÃO DE BIFOSFONATOS: DA CIÊNCIA BÁSICA À MEDICINA

Por:

Reham F. Barghash e Wafaa M. Abdou

Divisão de Investigação das Indústrias Químicas, Centro Nacional de Investigação, Elbehouth St. D-12622, Dokki, Cairo, Egito

BISFOSFONATOS: NOVOS QUIMIO-SELECTIVOS FERRAMENTAS DE MODIFICAÇÃO EM PARMACOLOGIA

*Este trabalho foi publicado em: Current Pharmaceutical Design, **2016**, 22, 1546- 1557.*

1. Introdução

A metástase óssea é uma das causas mais comuns de morbilidade esquelética em doentes com cancro avançado e manifesta-se como lesões osteoclásticas e osteolíticas. As metástases ósseas ocorrem como um processo organizado e multifásico que envolve o intravasamento do tumor e a sobrevivência das células tumorais em circulação. O extravasamento para o local secundário, o início da tumorigénese e a angiogénese também estão incluídos no desenvolvimento da metástase óssea. Vários estudos demonstraram que o ácido zoledrónico, que pertence à segunda geração de agentes da classe dos BP (*BPs contendo azoto*), é um medicamento importante e bem estabelecido no tratamento de uma vasta gama de doentes com cancro, como o cancro da mama, o cancro da próstata e o mieloma múltiplo associado a metástases ósseas.

2-Incidência de metástases ósseas

O cancro pode espalhar-se do local onde começou para outras partes do corpo através da corrente sanguínea, apesar do tratamento. Este processo é designado por metástases. Assim, quando o cancro se propaga para o osso, a doença é designada metástase óssea [1]. Segundo as estimativas, o desenvolvimento de metástases ósseas é de cerca de 65-70% em doentes com cancro da mama ou da próstata metastático e de 30-40% em doentes com cancro do pulmão (Quadro 1) [2-4]. As metástases ósseas estão associadas a um aumento da morbilidade, dores ósseas graves, fracturas do esqueleto, compressão da medula espinal, fratura patológica e hipercalcemia. O valor mediano da sobrevivência é variável e depende do tipo de tumor. Na sequência, os tratamentos são concebidos para prevenir a dor e as metástases adicionais do cancro [2-4].

Tabela 1. Incidência de metástases ósseas no cancro

Cancer types	Five-Year/ World Prevalence	Incidence of Bone Metastases in Cancer	Median Survival (Months)
Myeloma	144,000	70-95%	6-54
Renal	480,000	20-25%	6
Melanoma	533,000	14-45%	6
Thyroid	475,000	60%	48
Lung	1,394,000	30-40%	6
Breast	3,860,000	65-75%	19-25
Prostate	1,555,000	65-75%	12-53

O microambiente ósseo é o local mais comum de metástases. O estabelecimento da metástase no osso envolve várias etapas, incluindo a sua migração para longe do local do tumor primário, a invasão da vasculatura, a translocação para um osso distante, extravasamentos e proliferação [5]. As células tumorais libertam então uma variedade de factores de crescimento que promovem a reabsorção óssea e aumentam o risco de complicações esqueléticas. O crescimento do cancro no osso divide-se em dois tipos, osteolítico e osteoclástico, dependendo do seu aspeto patológico [5] (Figura 1). Descrevendo a remodelação óssea, as metástases osteolíticas causam um excesso de reabsorção óssea e as metástases osteoclásticas causam um excesso de formação óssea. No entanto, ambos os processos estão presentes em qualquer sítio metastático esquelético, causando o aumento dos marcadores de reabsorção óssea no soro e na urina desses pacientes [6]. Independentemente do tipo de metástase, as células tumorais interrompem o ciclo de remodelação óssea e provocam a libertação de factores de crescimento que permitem a proliferação das células tumorais. Isto é conhecido como o ciclo viscoso da metástase óssea. O mieloma múltiplo leva a metástases osteolíticas, o cancro da próstata causa lesões osteoclásticas e o cancro da mama está tipicamente associado a lesões mistas [4].

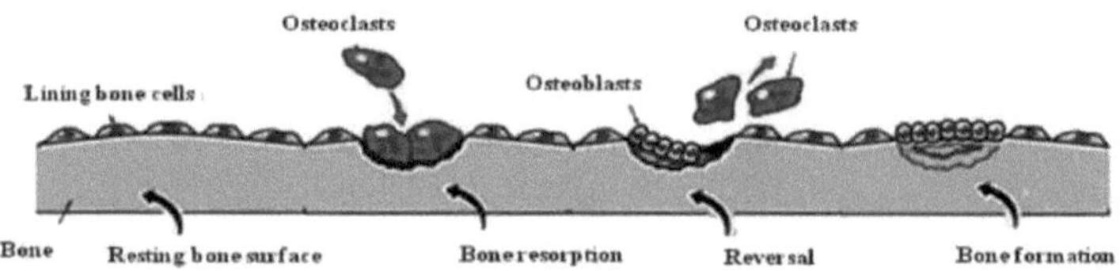

Figura 1. Apresentação esquemática do ciclo de remodelação óssea

Os bisfosfonatos (BPs) estão bem estabelecidos [42] como os mais potentes inibidores da reabsorção óssea e pelo seu efeito numa variedade de doenças ósseas. Podem ser utilizados para tratar metástases ósseas, inibindo a adesão das células tumorais ao osso mineralizado, bem como a invasão e proliferação das células tumorais [7]. Além disso, estudos *in vitro* e *in vivo* indicaram que os BPs podem inibir a osteoclastogénese [8-17].

Estudos pré-clínicos recomendaram que, para além da inibição da reabsorção óssea, os BPs têm uma potencial atividade antitumoral, incluindo a inibição do crescimento tumoral [12, 18-19], a indução da apoptose [12, 18-19] e a inibição da invasão das células tumorais [13, 20-23]. Além disso, dados provenientes de doentes com cancro revelaram que os bisfosfonatos podem prevenir ou atrasar as metástases tumorais para o osso [24-29]. Os BPs são geralmente utilizados clinicamente para reduzir as complicações em doentes com doenças ósseas metastáticas [2, 30]. O ácido zoledrónico (Zol®, Zometa®), um fármaco BP de segunda geração (*BP contendo nitrogénio)*, é viável no tratamento de lesões ósseas (osteolíticas, osteoclásticas e/ou mistas). O seu efeito é reconhecido como uma forma viável de reduzir as complicações esqueléticas em doentes com cancro, como o mieloma múltiplo, o cancro da mama, o cancro da próstata [31] e uma variedade de outros tumores sólidos [11, 32-37]. No entanto, é provável que mais investigações sobre os mecanismos bioquímicos dos BPs proporcionem grandes benefícios terapêuticos.

3-Patofisiologia das metástases ósseas

Hipótese "semente e solo

Em 1989, Paget [38, 39] propôs uma teoria denominada hipótese da semente e do solo. O microambiente ósseo com uma gama de factores de crescimento (o solo) é mais conveniente para as células tumorais metastáticas (as sementes). A remodelação óssea é interrompida quando as células tumorais se espalham pelo corpo. O osso é um tecido dinâmico que se renova constantemente ao longo da vida, num processo conhecido como remodelação óssea ou turnover. Todo o esqueleto é substituído por um equilíbrio de atividade entre as células reabsorventes de osso (osteoclastos) e as células formadoras de osso (osteoblastos). O ciclo de remodelação óssea ocorre num ponto da superfície óssea e inclui a ativação de precursores osteoclásticos, uma reabsorção óssea mediada por osteoclastos e uma formação e mineralização óssea mediada por osteoblastos. Estes processos são mediados por vários factores de crescimento [40], incluindo a interleucina-1 (IL-1), o fator de crescimento transformador beta (TGF-β) e o fator de crescimento semelhante à insulina II (IGF-II). As células cancerosas deixam o local do tumor primário e migram para o osso através do sistema circulatório, estabelecendo um tumor secundário. Trata-se de um processo de metástases em várias etapas, que consiste numa série de eventos que envolvem interações complexas entre a célula cancerígena e o meio circundante no hospedeiro (Figura 2) [40]. O estabelecimento da metástase no osso inclui a adesão das células tumorais às células endoteliais na medula óssea e a sua migração na camada celular. Esta migração é impulsionada por um gradiente de factores de crescimento derivados da medula óssea e do estroma. Uma vez estabelecidas, as células desenvolvem uma interação que protege as células epiteliais e promove a sobrevivência e a proliferação das células tumorais.

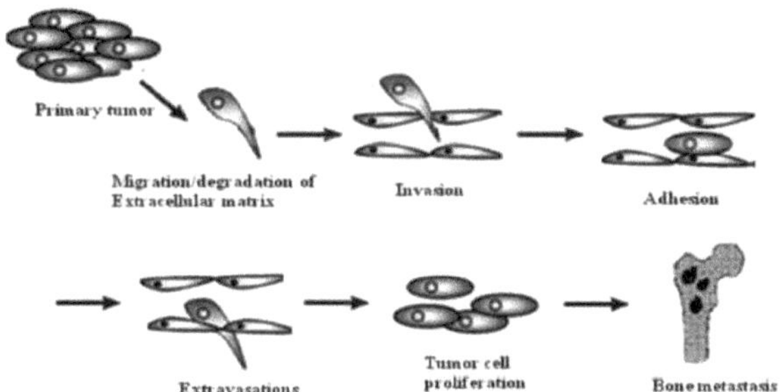

Figura 2. Diagrama esquemático de metástases tumorais no osso

As células tumorais e outros componentes do microambiente tumoral, como as células imunitárias, as células estromais e as células endoteliais, que libertam uma variedade de factores de crescimento e citocinas [40] que promovem a reabsorção óssea, aumentam o risco de complicações esqueléticas e a proliferação de células tumorais (Figura 3) [41].

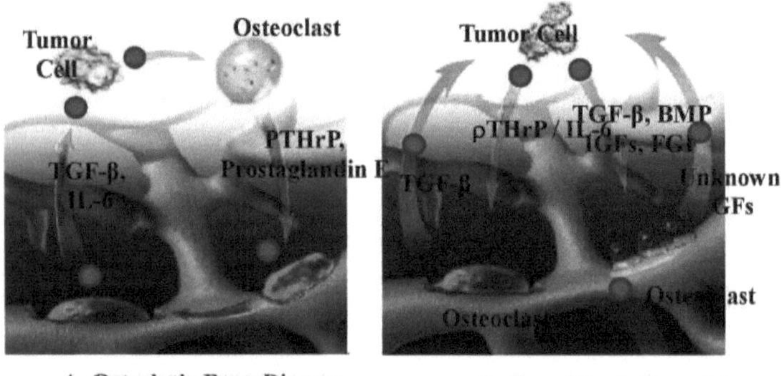

TGF-β = Transforming GF-beta; IL-6 = Interleukin-6; ρTHrP =
paraThyroid hormone-related protein; BMP = bone morphogenetic protein;
IGF = Insulin-like GF; FGF = Fibroblast GF

Figura 3. Metástases ósseas osteolíticas *vs* osteoblásticas

A doença óssea osteolítica (Fig. 3A) é caracterizada pela colonização do microambiente ósseo por células tumorais, bem como pela secreção de factores que aumentam a reabsorção óssea osteoclástica e facilitam a proliferação do tumor. Alguns dos factores libertados estimulam a maturação dos precursores dos osteoclastos. Outros factores de crescimento que se encontram retidos na matriz óssea são libertados no microambiente ósseo. Alguns destes factores de crescimento provocam um aumento da proliferação das células tumorais. Enquanto a doença óssea osteoclástica (Fig. 3B) se caracteriza pelo aumento da formação óssea. O ciclo começa quando as células tumorais metastáticas colonizam o microambiente ósseo e libertam factores de crescimento que afectam negativamente a formação óssea. Estes incluem alguns factores que estimulam a proliferação e aumentam a formação de osteoblastos.

4-Papel   dos bisfosfonatos no tratamento de metástases ósseas

Os BPs tornaram-se uma terapia médica para doenças ósseas tumorais [42] e são utilizados para tratar os sintomas de metástases ósseas, especialmente a dor óssea. Os BPs como o Clodronato®, Ibandronato (Boniva®), Pamidronato® e Zoledronato (Zometa®) reduzem significativamente a taxa de morbilidade esquelética a longo prazo em doentes com metástases ósseas, especialmente de cancro da mama [43]. O ácido zoledrónico demonstrou eficácia e segurança a longo prazo em doentes com metástases ósseas de cancro da próstata, cancro do pulmão e uma variedade de outros tumores sólidos [10, 33-35, 44-55].

Os BPs foram sintetizados pela primeira vez em 1865 [56], mas só foram utilizados na medicina na década de 1960. O primeiro PB utilizado para a doença de Paget [57] foi o etidronato (Didronel®) [58]. Os BPs foram, desde cedo, utilizados em várias aplicações industriais, tais como inibidores de corrosão, agentes complexantes nas indústrias têxtil, de fertilizantes e petrolífera [59]. No entanto, a aplicação dos BPs como "amaciadores de água" baseou-se na sua capacidade de inibir a precipitação de carbonato de cálcio, tal como acontece com o polifosfato. A química, a farmacologia e as aplicações clínicas dos BPs estão bem descritas num vasto número de revisões da literatura, artigos e muitos livros [10, 44-55]. Os compostos bisfosfonatos (BPs) são análogos sintéticos, não hidrolisáveis por enzimas, da molécula de pirofosfato (PPi) com um esqueleto estável de fósforo-carbono-fósforo (P-C-P) (Figura 4) que pode permanecer na matriz óssea no local ativo.

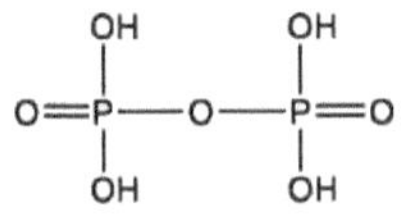

Inorganic pyrophosphate
(1)   Geminal bisphosphonate
(2)

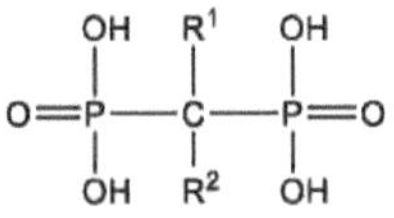

Figura 4: Pirofosfato (PPi, **1**) e bifosfonatos (BPs, **2**)

Os BPs são classificados em duas classes: os bifosfonatos que não contêm azoto e os que contêm azoto (Tabela 2, 3) [60]. Os BPs de primeira geração que não contêm azoto [61]: como o etidronato e o clodronato, são muito semelhantes ao pirofosfato inorgânico (PPi). Os primeiros bisfosfonatos com azoto (*N-BP*) [61]: como o pamidronato, o ibandronato e o alendronato (Fosamax®) são caracterizados por uma cadeia lateral alifática com um único átomo de azoto. O risedronato e o ácido zoledrónico (Zometa®), a segunda geração de BPs, têm uma cadeia lateral heterocíclica com um ou dois átomos de azoto, respetivamente. O ácido zoledrónico (ZOL) é o único fármaco bisfosfonato que contém dois átomos de azoto num anel imidazol.

9

Tabela 2. Exemplos de nonamino-BPs

Generic drug name	Chemical name	Trade name(s)	Chemical structure
Clodronate	(Dichloromethylene)-bisphosphonate	Bonefos, CL2MDP, Loron, Difosfonal,	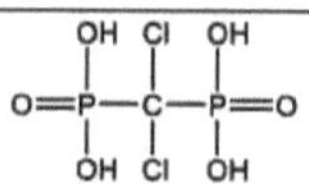
Etidronate	(1-Hydroxy-ethylidene)ene)-bis-phosphonate	Didronal, Difosfen, Osteodidronel, Osteum	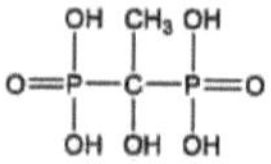
Tiludronate	(((4-chlorophenyl)-thio)-(hydroxy)-methylene)bis(phosphonate)	Skelid	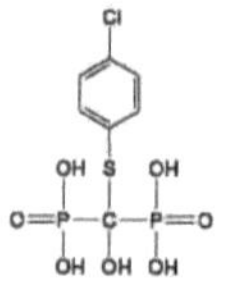

Tabela 3. Exemplos de aminobisfosfonatos (NBPs)

Generic drug name	Chemical name	Trade name(s)	Chemical structure
Aledronate	Aminohydroxybutylidene diphosphonic acid	Fosamax, Adronate, Alendros, Dronal	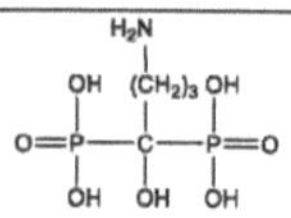
Ibanodronate	[1-Hydrocy-3-(methyl-pentylamino)propylidene]diphosphonic acid	Dondronate	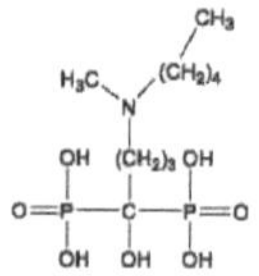
Neridronate	(6-Amino-1-hydroxyhexy-lidene)diphosphonic acid	AHDP	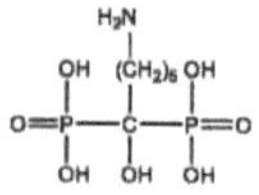
Pamidronate	(3-Amino-1-hydroxyprop-ylidene)bisphosphonate	APD, Aredia	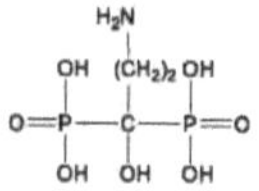

| Risedronate | (1-Hydroxy-2-(3-pyridyl-)ethylidene]bisphosphonic acid | Actonel | |
| Zoledronate | (1-Hydroxy-2-imidazol-1-yl-phosphonoethyl) BP-acid | Zometa | |

O clodronato, o pamidronato, o ácido zoledrónico e o ibandronato são os BPs mais utilizados no tratamento de metástases ósseas (Tabela 4).

Tabela 5. Bifosfonatos comuns utilizados na doença óssea metastática

Drug Name	Indication	Regimen (prescribed course of medical treatment)
Clodronate	Osteolytic lesions; bone associated with skeletal metastases in patients with breast or multiple Myeloma cancer.	Oral: 1040-2400 mg daily; Intravenous: 900 mg rarely used.
Pamidronate	Osteolytic lesions; bone associated with skeletal metastases in patients with breast or multiple Myeloma cancer.	Intravenous: 45, 60 or 90 mg infused over 2 h every 3-4 weeks (not available as oral formulation)
Zoledronic acid	Prevention of skeletal events (pathological fractures, spinal compression, radiation or surgery to bone, or tumor-induced hypercal-cemia) in patients with advanced malignancies involving bone.	Intravenous: 4 mg infused over 15 min every 3-4 weeks (not available as oral formulation)
Ibandronate	Prevention of skeletal events (pathological fractures, spinal compression, radiation or surgery to bone, or tumor-induced hyper-calcemia) in patients with breast cancer and bone metastases.	Intravenous as 6 mg infused over 1 h every 3-4 weeks/ Or Oral as 50 mg daily

5-Relações estrutura-atividade dos bisfosfonatos

A utilização de BPs para inibir a reabsorção óssea e determinar a potência anti-reabsortiva depende do tipo de motivo P-C-P e dos dois substitutos da cadeia lateral. A porção de bisfosfonato actua como um "gancho ósseo" devido à sua elevada afinidade para a hidroxiapatite e/ou os minerais ósseos [62-65]. Os átomos de oxigénio do os grupos fosfonatos podem causar uma ligação bidentada aos iões de cálcio. Além disso, a presença de um grupo hidroxilo (-OH) na cadeia lateral R^1 proporciona uma ligação tridentada adicional aos iões de cálcio. Estas ligações mostram uma maior afinidade para a hidroxiapatite (HA). As modificações dos grupos fosfonatos (por exemplo, metilação de um ou ambos os fosfonatos para obter fosfonofosfinatos ou bisfosfinatos, respetivamente) reduzem geralmente a afinidade para o cálcio. A substituição das ligações P-C-P por ligações P-N-P ou P-C-C-P pode reduzir drasticamente a potência anti-reabsortiva [50, 66]. A variação estrutural da cadeia lateral R^2 determina a potência anti-reabsortiva [50]. A geração de BPs amino primários, como o pamidronato e o alendronato, tem-se apresentado até 100 vezes mais potente do que os BPs não-amino, como o etidronato ou o clodronato [50, 67, 68]. Foi também demonstrado que a metilação de um grupo amino ou a sua inclusão num anel heterocíclico pode aumentar a potência [69, 70]. A segunda geração de bisfosfonatos, como o Ibandronato, o Risedronato e o Zoledronato. Este último contém um anel heterocíclico com dois átomos de azoto e foi reconhecido como o agente anti-reabsorção mais potente [51, 58, 71] (Figura 5).

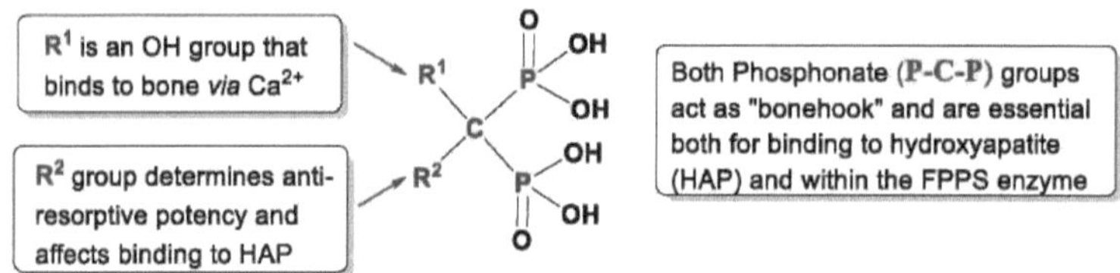

Figura 5: Relações estrutura-atividade dos BPs

Os estudos demonstraram que qualquer modificação da estrutura ou da cadeia lateral R^1 ou R^2 pode influenciar a potência anti-reabsortiva. Por exemplo, o alongamento da cadeia lateral amino-alquílica por um grupo metileno (-CH2-) aumentou a potência do alendronato 10 vezes mais do que a do pamidronato [50, 51, 68]. Além disso, a posição da porção de azoto num anel heterocíclico [50, 72] também pode influenciar a potência anti-reabsortiva. Por conseguinte, os dois grupos fosfonato, juntamente com as cadeias laterais R^1 e R^2, não só dirigem os bisfosfonatos para o mineral ósseo *in vivo*, como também podem interagir com os alvos moleculares [73-75].

6-Mecanismo   de ação

O mecanismo de ação do PB é a inibição da reabsorção óssea induzida pelos osteoclastos (Figura 6). Durante o processo de reabsorção óssea, os osteoclastos incorporam os PB que estão concentrados no osso mineralizado. Uma vez que os BP se encontram no osteoclasto, diminuem a atividade do osteoclasto e podem induzir a apoptose. Os bisfosfonatos de primeira geração, que são BPs não-amino, são metabolicamente incorporados no trifosfato de adenosina (ATP, designado como a fonte de energia na célula). O composto resultante é resistente à hidrólise e a sua acumulação leva à morte dos osteoclastos (apoptose) [76, 77]. Por outro lado, os bisfosfonatos de segunda geração mais potentes que contêm azoto (*N-BPs*) demonstraram inibir as enzimas da via do mevalonato (Figura 7), impedindo assim a prenilação de pequenas proteínas de ligação a GTPases (como ras, rho e rac) [7, 78]. Estas proteínas de sinalização são essenciais para a função dos osteoclastos, crescimento celular, proliferação, sobrevivência celular, tráfico vesicular e organização do citoesqueleto [7880]. Sem a sua função, os osteoclastos perdem a capacidade de manipular o seu citoesqueleto e, por conseguinte, a formação do bordo rugoso é prejudicada [80]. *As N-BPs* inibem a farnesil difosfonato (FPPS) sintase, uma enzima chave na via do mevalonato. A FPPS utiliza difosfonatos como substratos, e *as N-BPs* podem atuar como análogos inactivos destas moléculas [81].

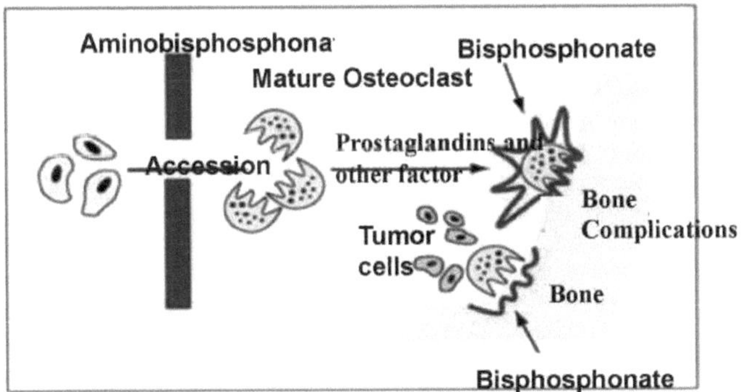

Figura 6: Diagrama esquemático para as acções propostas de BPs

Como indicado, os BPs têm efeitos na atividade anti-reabsorção através da sua ação na célula osteoblástica [8]; e os estudos mostraram que a possível explicação para a formação de osteoclastos é através da interação entre o ativador do recetor do fator nuclear-kB (RANK-RANKL) e a osteoprotegerina (OPG) dos osteoblastos com os precursores dos osteoclastos [83].

Os estudos também demonstraram que o Pamidronato e o Zoledronato aumentam a expressão do sinal da OPG e da proteína nos osteoblastos, conduzindo assim a uma diminuição da diferenciação dos osteoclastos [82]. Outro estudo indicou que o Zoledronato inibe a maturação dos osteoclastos através do aumento da secreção da proteína OPG e da redução da expressão da proteína RANKL nas células.

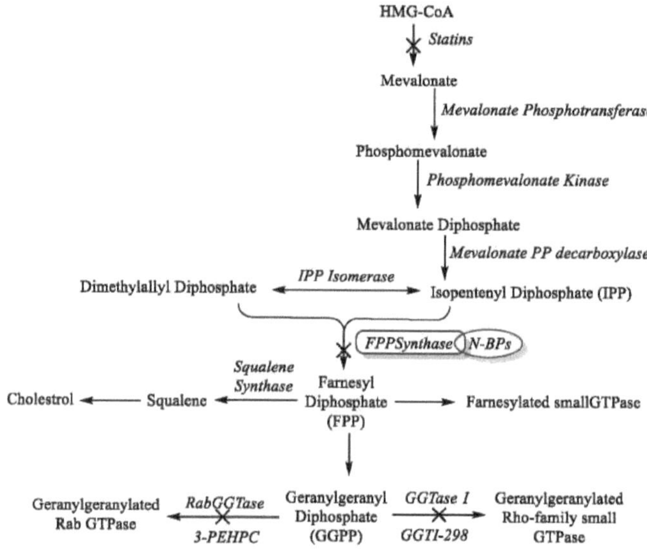

Figura 7. Diagrama da via do mevalonato

Em particular, *in vivo* e *in vitro, as N-BPs* podem interferir com a angiogénese e impedir a angiogénese associada ao tumor em modelos de cancro. O pamidronato e o
Foi também demonstrado que o zoledronato reduz os níveis circulantes de factores de crescimento endotelial vascular (VEGF), um potente mediador da angiognese, em doentes com cancro metastático. *In vitro*, o zoledronato demonstrou inibir a diferenciação das células progenitoras dos osteoclastos. O zoledronato também pode inibir a angiogénese num FPPS *in vivo*. Foi também sugerido que as N-BPs podem ter um efeito direto na maturação e proliferação dos osteoclastos [84].

7-Efeitos dos BPs nos Osteoclastos

Os osteoclastos são células multinucleadas de reabsorção óssea que se formam *através da* fusão de múltiplas células precursoras mononucleares de monócitos/macrófagos na medula óssea [85]. Além disso, são o alvo final das concentrações mais elevadas de PBs *in vivo*. Devido à sua elevada afinidade pelos cristais de hidroxiapatite, os PBs são direcionados para as áreas de renovação óssea e concentrados, especialmente nos locais de reabsorção óssea osteoclástica [86]. Uma vez ligados aos cristais de hidroxiapatite, quantidades mínimas de BPs são libertadas na circulação [87]. Os BPs são libertados dos cristais de hidroxiapatite durante a reabsorção óssea e depois internalizados pelos osteoclastos [88]. Após a internalização, os PBs reduzem a reabsorção óssea osteoclástica, diretamente através dos seguintes mecanismos: (a) inibição do recrutamento de osteoclastos para a superfície óssea [89]; (b) inibição da adesão dos osteoclastos [90]; (c) inibição da atividade dos osteoclastos na superfície óssea [88, 91]; e (d) redução do tempo de vida dos osteoclastos através da promoção da sua apoptose [92, 93]. Além disso, os PBs alteram a angiogénese [94, 95] e a transdução de sinal entre osteoclastos e osteoblastos [96]. Os PBs têm efeitos diretos sobre os osteoclastos ou os seus precursores, ou exercem indiretamente uma ação sobre as células que modulam os osteoclastos. A ação dos PA nos osteoclastos maduros provoca alterações subtis na estrutura dos osteoclastos que podem afetar a sua capacidade de reabsorção óssea.

Uma caraterística é a perda da borda em rufo dos osteoclastos [97-99], a região convoluta da membrana plasmática perto da superfície óssea, que é essencial para a reabsorção óssea. Foi demonstrado que os BPs podem perturbar o citoesqueleto dos osteoclastos e causar a perda de anéis de actina [97, 100, 101]. Estes últimos são necessários para a polarização e a formação da zona de selagem na superfície óssea. Além disso, a inibição do metabolismo celular pode afetar indiretamente os processos necessários para a reabsorção, tais como a libertação de enzimas lisossomais [102] ou a acidificação da atividade das enzimas dependentes de ATP na borda rugosa [103].

Estudos anteriores sugeriram que alguns BPs também podem inibir os precursores de osteoclastos, impedindo assim a formação de osteoclastos [69, 89]. Boonekamp et al [89] verificaram que concentrações baixas de Pamidronato impediam a diferenciação, a fusão e o recrutamento de precursores de osteoclastos. A ordem de potência dos BPs para inibir a formação de osteoclastos foi determinada da seguinte forma: Risedronato > Pamidronato > Clodronato > Etidronato [104]. Além disso, vários relatórios afirmam que os BPs podem inibir a proliferação de células semelhantes a osteoblastos e outras células do tecido conjuntivo (tais como células calvárias, fibroblastos e condrócitos) [105, 106]. Os BPs podem regular indiretamente a atividade dos osteoclastos, quer inibindo a secreção do fator estimulador de osteoclastos 10 vezes, quer estimulando a produção de factores inibidores de osteoclastos a partir dos osteoblastos. Sahni et al [107] observaram que o tratamento de células CRP 10/30 semelhantes a osteoblastos, que são potentes estimuladores da atividade dos osteoclastos, com 10^{-7} M Ibandronato ou 10^{-6} M Clodronato pode inibir a reabsorção óssea quando estas células são subsequentemente co-cultivadas com osteoclastos. Estudos pré-clínicos *in vitro* e *in vivo* revelaram que os BPs podem inibir a reabsorção óssea. O ácido zoledrónico é o BP mais potente na reabsorção óssea, em comparação com os bisfosfonatos da geração anterior [108].

Ácido 8-zoledrónico

O ácido zoledrónico (ZOL), comercializado sob a marca Zometa™ pela Novartis, Basileia, Suíça, é um medicamento NBP altamente potente da segunda geração de BPs. Está licenciado para reduzir o dano ósseo em metástases ósseas avançadas. O ZOL é administrado por perfusão intravenosa durante pelo menos 15 minutos numa dose de 4 mg a cada 3-4 semanas.

Estrutura do Zoledronato

O ácido zoledrónico pode inibir o cálcio derivado da Calvaria do rato induzido por PTH, PTHrP 1,25-dihidroxivitamina D3 e IL-1β humana recombinante [108]. Além disso, os estudos mostraram que o ácido zoledrónico pode induzir a hipercalemia, reduzindo as concentrações de cálcio sérico em ratos tiroparatiroidectomizados. O Zometa é o fármaco para a BP mais desenvolvido exclusivamente para utilização intravenosa em vez de oral. O regime de dose única por ano tem muitos atractivos em termos de aplicações clínicas. Possui uma forte atividade inibitória sobre as FPP e as células osteoclásticas, juntamente com a sua elevada afinidade pelos minerais ósseos. Ambas as caraterísticas parecem contribuir para a sua elevada potência, bem como para a sua duração de ação prolongada. Note-se que o zoledronato demonstrou um efeito nas fracturas vertebrais e na redução da anca [109]. Além disso, a partir dos dados registados, o efeito do Zoledronato nas fracturas não vertebrais é mais lento ou, pelo menos, não mais rápido do que o do Risedronato. Isto explica a elevada afinidade e/ou a propriedade de elevada capacidade que pode restringir a distribuição dos BPs no interior do osso, que são essenciais para prevenir as fracturas não vertebrais.

9-Bisfosfonato   no cancro com metástases ósseas

a- Cancro da mama

O efeito e o papel do Zol no cancro da mama foram relatados em dois estudos publicados [110, 111]. O primeiro, conduzido por Rosen e intitulado *Estudo 010*, foi realizado em doentes com cancro da mama avançado ou mieloma múltiplo associados a metástases ósseas. O estudo foi realizado num grande ensaio internacional, randomizado e concebido como um ensaio de não inferioridade, comparando o ácido zoledrónico e o pamidronato. Embora não tenha havido diferenças em toda a população do estudo no número de doentes associados a eventos relacionados com o esqueleto (SREs) nos dois grupos (43 *vs* 45%) (objetivo primário), o ácido zoledrónico aumentou significativamente o tempo até ao primeiro SRE em comparação com o pamidronato (310 *vs* 174 dias, $p = 0.013$), reduziu significativamente o risco global de desenvolver um SRE em 20% em comparação com o Pamidronato (HR = 0,80, $p = 0,037$) utilizando a análise de eventos múltiplos e diminuiu o risco de SREs em doentes com lesões líticas em 30%; estes resultados foram obtidos em doentes com cancro da mama e pelo menos uma lesão lítica [110]. O segundo estudo foi realizado no Japão [111] e incluiu 228 mulheres com metástases ósseas: O ácido zoledrónico em doses de 4 mg IV, de quatro em quatro semanas, durante um ano, reduziu o risco de SREs em 39%, em comparação com o placebo (RR = 0,61, $p = 0,027$). A percentagem de doentes que sofreram pelo menos um ERE, também em comparação com o placebo (29,8% *vs* 49,6%, $p = 0,003$), atrasou significativamente o aparecimento do primeiro ERE. Em 2011, as diretrizes da American Society of Clinical Oncology (ASCO) sobre o cancro da mama, complementando as publicadas em 2003 [112], recomendaram o início do tratamento com BP (Pamidronato 90 mg IV durante 2 h a cada 3-4 semanas ou com Ácido Zoledrónico 4 mg IV durante pelo menos 15 min a cada 3-4 semanas) o mais rapidamente possível, independentemente da presença ou ausência de dor, em doentes com doença óssea metastática na radiografia simples ou quando a lesão é observada na cintigrafia óssea e há destruição óssea na TC ou RM, mesmo que as radiografias simples sejam normais. No entanto, estas diretrizes não apoiam a utilização de fármacos BP nos casos em que há alterações na cintigrafia óssea mas não se observa destruição óssea nas radiografias simples ou na TC ou RM.

b- Cancro da próstata

O ácido zoledrónico está aprovado para doentes com cancro da próstata resistente à castração (CRPC) e metástases ósseas. A sua utilização nesta doença é justificada pelos resultados de um ensaio aleatório (estudo 039) realizado neste contexto, no qual os doentes ($n = 643$) foram aleatorizados para receber ácido zoledrónico 4 mg IV ($n = 214$), 8 mg IV (que também foi reduzido para 4 mg devido a toxicidade renal) ($n = 221$) ou placebo ($n = 208$) todas as semanas durante 15 meses [33]. O objetivo primário do estudo era determinar a proporção de doentes que desenvolviam pelo menos um ERS. Significativamente, os doentes tratados com placebo tiveram mais complicações do que os que receberam ácido zoledrónico 4 mg (44,2% vs. 33,2%, $p = 0,02$) e do que os que receberam doses de 8 mg e posteriormente 4 mg (38,5% vs. 33,2%, $p = 0,02$). A mediana do tempo até ao primeiro SRE foi de 321 dias no braço placebo *vs* 488 dias no braço do ácido zoledrónico 4 mg ($p = 0,01$).

Foram comunicados os dados de 122 doentes com cancro que completaram 24 meses [34]. Os doentes tratados com ácido zoledrónico desenvolveram menos complicações ósseas (38%, em comparação com 49% no grupo do placebo, $p = 0,028$). De notar que, nos doentes tratados com ácido zoledrónico, os eventos adversos como astenia, anemia, mialgia, febre e edema foram 5% mais frequentes do que no grupo placebo. O risco de insuficiência renal não foi maior com Zoledrónico 4 mg IV por perfusão durante pelo menos 15 minutos do que com o placebo. Está provado que o Zoledronato é, até à data, o bifosfonato mais eficaz que demonstrou uma redução na ocorrência de SREs em doentes com CRPC e metástases ósseas e, por conseguinte, é recomendado para utilização nesta indicação. Outros tipos de cancro Em doentes com metástases ósseas de tumores sólidos que não o cancro da mama e da próstata, os dados atualmente disponíveis sugerem que o ácido zoledrónico é o único bifosfonato indicado para o seu tratamento. Foi realizado um estudo de Fase III [113] que demonstrou a eficácia do ácido zoledrónico na prevenção de SREs em doentes com cancro do pulmão e tumores sólidos que não o cancro da mama ou da próstata, embora com resultados menos impressionantes devido à sobrevivência limitada dos doentes com estes tumores. Um total de 773 doentes, 378 dos quais sofriam de carcinoma do pulmão de células não pequenas (NSCLC), foram aleatorizados para receber Zol (4 ou 8 mg IV) de três em três semanas durante 21 meses *versus* placebo. A dose de 8 mg foi posteriormente reduzida para 4 mg. O objetivo primário de eficácia foi a percentagem de doentes avaliados aos 21 meses com pelo menos um SRE. Os endpoints secundários (tempo até ao primeiro ERS, incidência anual de ERS e análise de eventos múltiplos) incluíram também a presença de hipercalcemia relacionada com o cancro. O estudo mostrou igualmente que a percentagem de doentes com pelo menos um ERS era inferior aos 21 meses no grupo que recebeu ácido zoledrónico em comparação com o placebo (39% nos doentes tratados com a dose de 4 mg [$p = 0,127$] e 36% nos doentes tratados com doses de 8-4 mg [$p = 0,023$], em comparação com 46% nos doentes tratados com placebo). Além disso, a administração de 4 mg de ácido zoledrónico aumentou significativamente o tempo médio até ao primeiro SRE (236 *vs* 155 dias com placebo, $p = 0,009$) e também reduziu significativamente a incidência anual de SREs (1,74 por ano com a dose de 4 mg vs. 2,71 por ano com placebo). Numa análise retrospetiva de doentes com cancro renal, neste estudo ($n = 74$), o Zol reduziu significativamente a proporção de doentes com SREs aos 9 meses (37% vs 74% para o placebo, $p = 0,015$) e prolongou significativamente o tempo até ao primeiro SRE (mediana não atingida vs 72 dias para o placebo, $p = 0,06$) [113-115].

10-Recomendações práticas para a utilização da BP-droga

1. A terapia com BPs é um fator importante que contribui para o controlo da dor secundária a metástases ósseas. No entanto, a administração de BPs deve ser acompanhada de cuidados de suporte óptimos.

2. Dado o risco contínuo de desenvolver uma SRE, a recomendação atual é continuar o tratamento durante dois anos completos, mesmo que o paciente tenha uma SRE. A continuação do tratamento para além de dois anos pode ser recomendada com base numa avaliação de risco individual.

3. a primeira administração após as reacções de fase aguda é transitória e não constitui motivo para a suspensão do tratamento, uma vez que estas podem ser minimizadas pela administração preventiva de analgésicos como a acetaminofena e o ibuprofeno.

4. Para evitar a toxicidade renal com os BPs intravenosos, os doentes devem ser adequadamente hidratados antes do tratamento. Recomenda-se também a monitorização regular dos níveis de creatinina sérica. Em doentes com função renal comprometida, recomenda-se o ajuste da dose e o aumento do tempo de perfusão ou mesmo a seleção de outro agente modificador da função óssea, como o Denosumab.

5. A adição de suplementos de cálcio e vitamina D deve ser considerada desde o início do tratamento com BPs. Os valores de cálcio, fósforo e magnésio também devem ser monitorizados periodicamente devido aos riscos de hipofosfatemia e hipocalcemia.

6) Antes de iniciar um tratamento com *N-BPs*, os doentes devem efetuar um exame dentário e ser aconselhados sobre a importância de manter uma boa higiene oral durante todo o tratamento.

11-Síntese   de BPs

Os BPs são amplamente sintetizados devido às suas aplicações clínicas. Os procedimentos clássicos utilizados para sintetizar BPs substituídos foram alcançados *através de* duas metodologias; 1) o primeiro método é derivado da reação de Arbusov, em que um halo-substrato reagiu com fosfito de trialquilo para obter o monofosfonato, seguido de uma adição de fosfonato de dialquilo (Esquema 1). Posteriormente, este método foi desenvolvido como uma síntese num único local de ésteres bifosfónicos simétricos, sem utilizar fosfonato de dialquilo. Isto foi conseguido através da introdução de um reagente prótico, que removeu o monofosfonato não utilizado. 2) O segundo método consiste na aplicação do reagente de Wittig-Horner, o tetraalquil metano-1,1-bisfosfonato, que reage com halo-substratos para obter os bisfosfonatos necessários (Esquema 1) [116-118].

$$Het\text{-}CHCl_2 \; + \; (RO)_3P \longrightarrow Het\text{-}\underset{Cl}{\overset{H}{C}}\text{-}\overset{O}{P(OR)_2}$$

$$\textbf{4} \qquad\qquad\qquad\qquad\qquad \textbf{5}$$

$$\textbf{5} \; + \; (RO)_2PONa \longrightarrow Het\text{-}\overset{H}{\underset{P(OR)_2}{C}}\overset{O}{\underset{O}{P(OR)_2}}$$

$$\textbf{6}$$

$$Or$$

$$Het\text{-}Cl \; + \; \overset{O}{\underset{O}{POR)_2}} \xrightarrow{LiH} \textbf{6}$$

Esquema 1. Síntese dos derivados de bisfosfonatos

Aplicando estes dois procedimentos, foram sintetizados vários BPs e investigados contra as doenças inflamatórias e a reabsorção óssea. Além disso, *os ácidos N-BP* foram elaborados como agentes anti-proliferação eficazes de células cancerígenas, como agentes antitumorais [119-125] e como blocos de construção sintéticos [126].

Num outro método, foram investigados dois procedimentos one-pot para a produção de BPs (Esquema 2) a partir do tratamento dos substratos de halo com reagentes de Horner-Wittig.

$$\textbf{7} \; + \; (EtO)_2P\text{-}\bar{C}HCN \xrightarrow[DMF]{LiH} \textbf{9}$$

$$\textbf{8}$$

$$\xrightarrow[NaOH \; aq.]{+ (RO)_2PONa, \; R=Me, Et} \quad \rightleftharpoons \quad \textbf{10}$$

$$\xrightarrow{conc \; HCl} \textbf{11}$$

$$R^1, R^2 = penanthrene$$
$$R^1, R^2 = Ph$$

Esquema 2. Síntese de BPs utilizando reagentes de Witting-Horner

Alguns exemplos selectivos dos BPs sintetizados (**12-14**) foram avaliados *in vitro* e *in vivo*. Todos os compostos testados inibiram os osteoclastos *in vitro*. As diferentes substituições da cadeia lateral afectaram a potência anti-reabsortiva. *In vivo,* vários BPs inibiram a reabsorção óssea numa dose relativamente elevada [125b].

Estruturas químicas de **12-14**

1.1   .. Síntese de compostos BP antitumorais

Foi sintetizada uma série de tiazóis-bisfosfonatos substituídos **15a-15i** e respectivos homólogos ácidos NBP **16a-16i** a partir da reação de acetamidas de *2-cloro-N-*(substituídas) tiazóis com o reagente tetraetilmetileno-1,1-bisfosfonato na presença de uma base. As reacções decorreram sem problemas *através de* substituição nucleofílica para obter os nossos alvos com rendimentos bons a elevados. Entre os produtos, 4 ácidos bifosfónicos exibiram uma excelente atividade anticancerígena *contra* quatro linhas celulares de carcinoma testadas (MCF7, HELA, DU145 e HCT-116) com valores GI50 que variam entre 1,8 e 4,8 μMmL^{-1} . De acordo com os resultados da previsão (utilizando o programa PASS), os mesmos ácidos e os seus análogos NBP foram também avaliados quanto às suas propriedades anti-inflamatórias. Foi utilizado o modelo de edema agudo da pata induzido por carragenina em ratos e os compostos testados mostraram uma potência anti-inflamatória notável scm efeitos secundários tóxicos. Foi relatado que os ácidos NBP que contêm a porção tiazol mostraram sensibilidade contra células de cancro da leucemia, do cérebro e do pulmão [127].

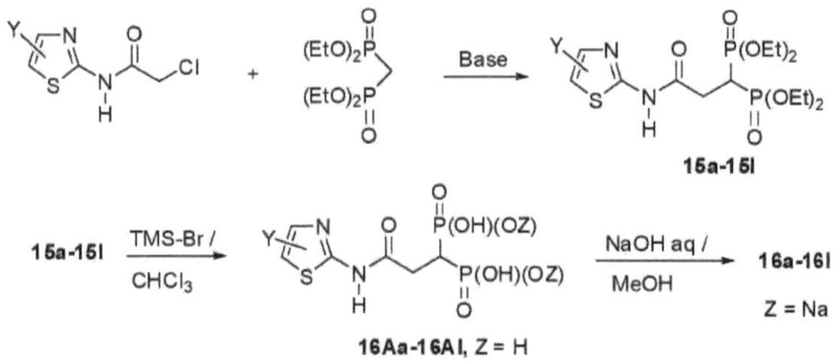

Esquema 2. Síntese de NBPs **15a-15i**, -ácidos **16Aa-16Ai** e sais dissódicos **16a-16i**

Tabela 6. Reacções de substituição para a síntese de uma variedade de novos tiazolildifosfonatos 15a-15l

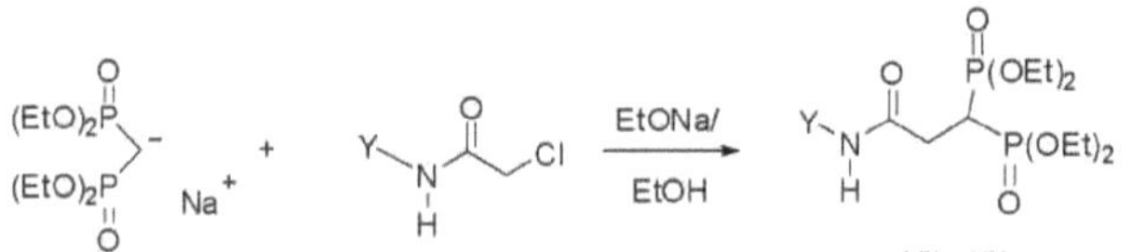

Entry	Y	Product	Time / Yield	Entry	Y	product	Time Yield
2b	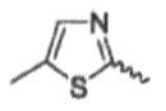 5-methylthiazol-2-yl	3b	r.t. / 78%	2g	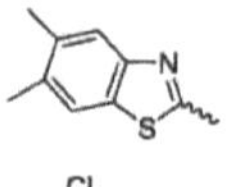 5,6-dimethylbenzothiazol-2-yl	3g	10 h / 58%
2c	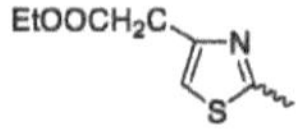 EtOOCH₂C-thiazol-4-yl	3c	8 h / 76%	2h	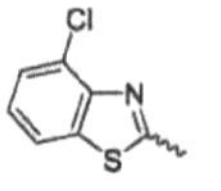 4-chlorobenzothiazol-2-yl	3h	10 h / 72%
2d	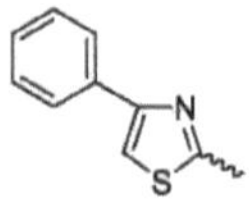 4-phenylthiazol-2-yl	3d	8 h / 75%	2i	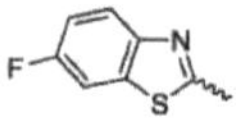 6-fluorobenzothiazol-2-yl	3i	10 h / 73%
2e	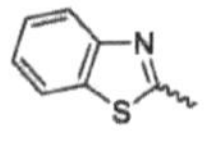 benzothiazol-2-yl	3e	10 h / 74%	2j	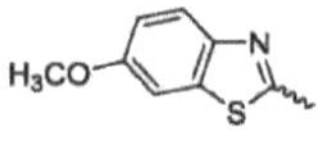 6-methoxy(H₃CO)benzothiazol-2-yl	3j	10 h / 70%
2f	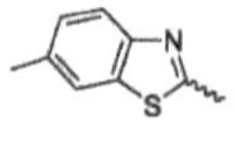 6-methylbenzothiazol-2-yl	3f	10 h / 74%	2k	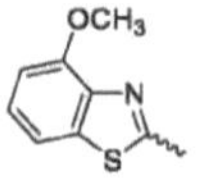 4-methoxy(OCH₃)benzothiazol-2-yl	3k	10 h / 64%
				2l	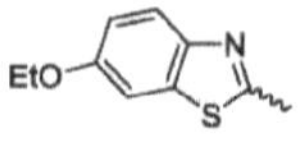 6-ethoxy(EtO)benzothiazol-2-yl	3l	10 h / 72%

12.2 . Farmacologia

A atividade anticancerígena dos ácidos NBP (sob a forma de sais dissódicos) **16a-16i** foi avaliada em relação às linhas celulares de carcinoma da mama humana, do colo do útero humano, da próstata humana e do cólon humano. Por outro lado, a atividade anti-inflamatória foi avaliada para estes ácidos e os seus homólogos NBP. Vale a pena mencionar que vários relatórios da literatura revelaram que apenas os ácidos NBP são recomendados como anticancerígenos[1] enquanto os BPs são preferidos, em alguns casos, como agentes anti-inflamatórios.

Os sais dissódicos de NBP-ácido **16a-16i** foram avaliados numa dose máxima de 10 µM num bioensaio aplicado às linhas celulares de carcinoma da mama humana (MCF7), do colo do útero (HELA), da próstata (DU-145) e do cólon (HCT-116), utilizando o método padrão. Os resultados da avaliação farmacológica mostraram que todos os compostos testados apresentaram actividades moderadas a elevadas; ii) 4 moléculas dos 12 compostos testados (ver figura 8) foram consideradas os agentes mais anti-proliferativos em relação às quatro linhas celulares de carcinoma testadas, e têm as propriedades anti-inflamatórias mais potentes; iii) as propriedades anticancerígenas correlacionaram-se de forma relativamente positiva com a atividade anti-inflamatória dos compostos testados; iv) o potencial anti-inflamatório dos NBPs e dos seus análogos ácidos foi praticamente o mesmo; v) os resultados também revelaram que o esqueleto de tiazolil substituído é preferível ao dos derivados de bezotiazolil-bisfosfonato, pelo menos neste trabalho. Finalmente, vale a pena mencionar que existe uma boa coincidência óbvia entre os dados de avaliação biológica e os resultados da previsão.

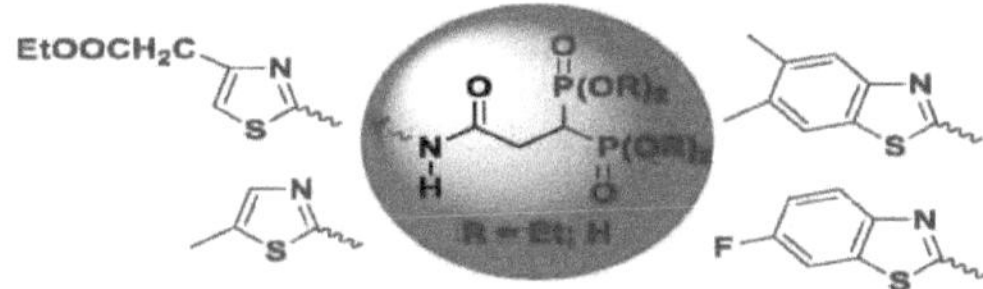

Figura 8. Sais dissódicos de ácidos NBP mais activos contra o cancro e a inflamação

13-Síntese   e conclusão

Os fármacos bisfosfonatos são atualmente utilizados clinicamente para reduzir as complicações esqueléticas em doentes com doenças ósseas metastáticas. Os estudos demonstraram que os NBP inibem a reabsorção óssea induzida por osteoclastos e podem ter efeitos diretos na progressão do tumor. Estudos *in vitro* e *in vivo* demonstraram que o fármaco bifosfonado Zometa® aumenta a potência em comparação com os BPs da geração anterior e causa apoptose das células tumorais. Além disso, estes fármacos demonstraram ser eficazes na melhoria da resistência e da estrutura das ligações, reduzindo a incidência de eventos relacionados com o esqueleto (SREs). Os dados foram também interpretados de forma a demonstrar os benefícios da administração de BPs como agentes terapêuticos para doentes com cancro.

14-Referências

1   . Coleman, R. E. *Clin. Cancer. Res.* **2006**, 12, 6243-6249.

2.   Ferlay, J., Bray, F., Pisani, P., Parkin, D. M., *Globocan. 2000: Cancer incidence, mortality and prevalence worldwide*, version 1.0. IARC Cancer Base No. 5.
     Lyon, IARCPress, **2001**.

3.   Coleman, R. E. *Cancer. Treat. Rev.* **2001**, 27, 165-176.

4   . Coleman, R. E. *Cancer,* **1997**, 80, 1588-1594.

5   . Mundy, G. R. *Nature Rev. Cancer,* **2002**, 2, 584-593.

6   . Demers, L. M, Costa, L., Lipton, A. *Cancer,* **2000**, 88, 2919-2926.

7   . Rogers, M. J., Gordon, S., Benford, H. L., Coxon, F. P., Luckman, S. P., Monkkonen, J., Frith, J. C. *Cancer,* **2000**, 88, 2961-2978.

8   . Van Beek, E. R, Lowik, C. W. *Bone,* **2002**, 30, 64-70.

9.   a) Clohisy, D. R., O'Keefe, P. F., Ramnaraine, M. L. *J. Orthop. Res.* **2001**, 19, 554-558. b) Fazil, M., Baboota, S., Sahni, J. K., Ameeduzzafar, A. J. *Drug Delivery,* **2015**, 22, 1-9. c) Maraka, S., Kennel, K. A. *BMJ,* **2015**, 351, h3783

10. a) Green, J. R. *Oncologist,* **2004**, 9, 3-13; b) Abdou, W. M., Barghash, R. F. *J. Pharm. Pharmacol.* **2015**, 3, 153-169.

11   . Bauss, F. e Body, J. J. *Anticancer Drugs,* **2005**, 16, 107-118.

12   . Winter, M. C., Holen, I., Coleman, R. E. *Cancer Treat. Rev.* **2008**, 34, 453-475.

13   . Clezardin, P. *Bone,* **2011**, 48, 71-79.

14. Di Salvatore, M., Orlandi, A., Bagala, C., Quirino, M., Cassano, A., Astone, A., Barone, C.

Cell Prolif. **2011**, 44, (2), 139-146.

15   . Green, J., Clezardin, P. *Semin. Oncol.* **2010**, 37, 3-11.

16   . Michailidou, M., Brown, H. K., Lefley, D. V., Evans, A., Cross, S. S., Coleman, R. E., Brown, N. J., Holen, I. *J. Vasc. Res.* **2010**, 47, 481-493.

17   . Green, J. R., Guenther, A. *Crit. Rev. Oncol. Hematol.* **2011**, 77, 3-12.

18   . Dumon, J-C., Journe, F., Kheddoumi, N., Lagneaux, L., Body, J. J. *Eur. Urol.* **2004**, 45, 521-528.

19. Asahi, H., Mizokami, A., Miwa, S., Keller, E. T., Koshida, K., Namiki, M. *Int. J. Urol.* **2006**, 13, 593-600.

20   . Aparicio, A., Gardner, A., Tu, Y., Savage, A., Berenson, J., Lichtenstein, A. *Leukemia* **1998**, 12, 220-229.

21. Derenne, S., Amiot, M., Barille, S., Collette, M., Robillard, N., Berthaud, P., Harousseau, J. L., Bataille, R. *J. Bone Miner. Res.* **1999**, 14, 2048-2056.

22. Boissier, S., Ferreras, M., Peyruchaud, O., Magnetto, S., Ebetino, F. H., Colombel, M., Delmas, P., Delaisse, J. M., Clezardin, P. *Cancer Res.* **2000**, 60, 2949-2954.

23   . Miwa, S., Mizokami, A., Keller, E. T., Taichman, R., Zhang, J., Namiki, M. *Cancer Res.* **2005**, 65, 8818-8825.

24. Corey, E., Brown, L. G., Quinn, J. E., Poot, M., Roudier, M. P., Higano, C. S., Vessella, R. L. *Clin. Cancer Res.* **2003**, 9, 295-306. Erratum in: *Clin. Cancer Res.* **2003**, 9, 1574-1575.

25. Gralow, J., e Tripathy, D. *J. Pain Symptom Manage.* **2007**, 33, 462-472.

26. Aapro, M., Abrahamsson, P. A., Body, J. J., Coleman, R. E., Colomer, R., Costa, L., Crino, L., Dirix, L., Gnant, M., Gralow, J., et al. *Ann. Oncol.* **2008**, 19, 420432.

27   . Portenoy, R. K. *Lancet,* **2011**, 377, 2236-2247.

28. Jimenez-Andrade, J. M., Mantyh, W. G., Bloom, A., Ferng, A. S., Geffre, C. P., Mantyh, P. W. *Acad. Sci.* **2010**, 1198, 173-181.

29. Bennett, G. J. *Oncologist,* **2010**, 15, 9-12.

30. Martodam, R. R., Thornton, K. S., Sica, D. A., D'Souza, S. M., Flora, L., Mundy, G. R. *Calcif. Tissue Int.* **1983**, 35, 512-519.

31. Aft, R., Perez, J. R., Raje, N., Hirsh, V. e Saad, F. *Crit. Rev. Oncol. Hematol.* **2012**, 82, 233-248.

32. Rosen, L. S., Gordon, D., Kaminski, M., Howell, A., Belch, A., Mackey, J., Apffelstaedt, J., Hussein, M. A., Coleman, R. E., Reitsma, D. J., et al. *Cancer,* **2003**, 98, 1735-1744.

33. Saad, F., Gleason, D. M., Murray, R., Tchekmedyian, S., Venner, P., Lacombe, L., Chin, J. L., Vinholes, J. J., Goas, J. A., Chen, B., et al. *J. Natl. Cancer Inst.* **2002**, 94,

1458-1468.

34. Saad, F., Gleason, D. M., Murray, R., Tchekmedyian, S., Venner, P., Lacombe, L., Chin, J. L., Vinholes, J. J., Goas, J. A., Zheng, M., et al. *J. Natl. Cancer Inst.* **2004**, 96, 879-882.

35. Rosen, L. S., Gordon, D., Tchzekmedyian, S., Yanagihara, R., Hirsh, V., Krzakowski, M., Pawlicki, M., de Souza, P., Zheng, M., Urbanowitz, G., et al. *J. Clin. Oncol.* **2003**, 21, 3150-3157.

36 . Coleman, R., Cook, R., Hirsh, V., Major, P., Lipton, A. *Cancer,* **2011**, 117(1), 11-23.

37 . Hamilton, E., Clay, T. M., Blackwell, K. L. *Cancer Invest.* **2011**, 29(8), 533-541.

38 . Paget, S. *Cancer Metastasis Rev.* **1989**, 8, 98-101.

39. McCawley, L. J., Matrisian, L. M. *Curr. Biol.* **2001**, 11, R25-7.

40. Guise, T. A., Mundy, G. R. *Endocr. Rev.* **1998**, 19, 18-54.

41 . Saad, F., Schulman, C. C. *Eur. Urol.* **2004**, 45, 26-34.

42. Drake, M. T., Clarke, B. L., Khosla, S. *Mayo Clin. Proc.* **2008**, 83, 1032-45.

43 . Lipton, A. *Cancer,* **2003**, 97, 848-853.

44 . Russell, R. G. G., Rogers, M. J. *Bone,* **1999**, 25, 97-106.

45 . Bijvoet, O., Fleisch, H., Canfield, R. E., Russell, R. G. G., Eds. *Bisphosphonates on Bone.* **1995**; 455, Elsevier Science B.V. Amsterdam.

46 . Fleisch, H. *Bisphosphonates in Bone Disease. From the Laboratory to the Patient*, **2000**; 4th ed. Academic Press. Nova Iorque.

47 . Fleisch, H. *Endocr. Rev.* **1998**, 19, 80-100.

48. Ebetino, F. H., Francis, M. D., Rogers, M. J., Russell, R. G. G. *Revs. Contemp. Pharma.* **1998**, 9, 233-243.

49. Russell, R. G. G., Rogers, M. J. *Br. J. Rheumatol.* **1997**, 36(S), 10-14.

50. a) Geddes, A. D., D'Souza, S. M., Ebetino, F. H., Ibbotson, K. J. *Bone Miner. Res.* **1994**, 8, 265-306. b) Giger, E. V., Castagner, B., Leroux, J-C. *Journal of Controlled Release* **2013**, 167, 175-188. c) Phillips, M. F. *Mini-Rev. Org. Chem.* **2014**, 11, 164-185.

51 . Siersema, W. K., Ebetino, F. H., Salvgno, A. M., Bevan, J. A. *Drugs Exp. Clin. Res.* **1989**, 15, 389-396.

52. Rogers, M. J. *Calcif. Tissue Int.* **2004**, 75, 451-461.

53. Papapoulos, S. E., *Pharmacodynamics of bisphosphonates in man. Capítulo 15. Em Bisphosphonates on Bone.* **1995**. Bijvoet, O. et al. Eds: Elsevier Science B.V. Amesterdão, p 231.

54. Rondeau, J. M., Bitsch, F., Boirgier, E., Geiser, M., Hemmig, R., Kroemer, M., Lehmann, S.,

Ramage, P., Rieffel, S., Strauss, A., et al. *ChemMedChem,* **2006**, 1, 267-273.

55. Michaelson, M. D., Smith, M. R. *J. Clin. Oncol.* **2005**, 23, 8219-8224.

56. . Menschutkin, N. *Ann. Chem. Pharm.* **1865**, 133, 317-320.

57. . Smith, R., Russell, R. G. G., Bihop, M. *Lancet,* **1971**, 1, 945-947.

58. Von Baeyer, H., Hofmann, K. A. *Chem. Ges.* **1897**, 20, 1973-1978.

59. Blomen, L. J. M. J. **1995**. *Discovery and history of the non-medical uses of bisphosphonates.* Capítulo 7. *Em Bisphosphonates on Bone.* Bijvoet, O. et al. Eds.:111-124. Elsevier Science B.V. Amesterdão.

60. Russell, R. G. *Bone,* **2011**, 49, 2-19.

61. Fleisch, H. *Bisfosfonatos - pré-clínicos.* Em Fleisch H, editor. *Bisphosphonates in bone disease; from the laboratory to the patient.* London: Parthenon, **1995**. pp. 31-65.

62. Fleisch, H., Graham, R., Russell, G., Francis, M. D. *Science,* **1969**, 165, 1262-4.

63. Francis, M. D., Graham, R., Russell, G., Fleisch, H. *Science,* **1969**, 165, 1264-6.

64. Jung, A., Bisaz, S., Fleisch, H. *Calcif. Tissue Res.* **1973**, 11, 269-80.

65. Bisaz, S., Jung, A., Fleisch, H. *Clin. Sci. Mol. Med.* **1978**, 54, 265-72.

66. Russell, R. G. G., Muhlbauer, R. C., Bisaz, S., Williams, D. A., Fleisch, H. *Calcif. Tissue Res.* **1970**, 6, 183-96.

67. Shinoda, H., Adamek, G., Felix, R., Fleisch, H., Schenk, R., Hagan, P. *Calcif. Tissue Int.* **1983**, 35, 87-99.

68. . Schenk, R., Eggli, P., Fleisch, H., Rosini, S. *Calcif. Tissue Int.* **1986**, 38, 342-9.

69. Boonekamp, P. M., Lo "wik, C. W. G. M., van der Wee-Pals, L. J. A., van Wijk- van Lennep, M. L. L., Bijvoet, O. L. M. *Bone Miner.* **1987**, 2, 29-42.

70. Van der Pluijm, G., Binderup, L., Bramm, E., van der Wee-Pals, L., de Groot, H., Binderup, E., et al. *J. Bone Miner. Res.* **1992**, 7, 981-6.

71. Muhlbauer, R. C., Bauss, F., Schenk, R., Janner, M., Bosies, E., Strein, K., et al BM 21.0955, *J. Bone Miner. Res.* **1991**, 6, 1003-11.

72. . Ebetino, F. H., Russell, R. G. G. *Metabolic bone disease: current therapies and future prospects with bisphosphonates and other agents.* In: Sarel, S., Mechoulam, R., Agranat, I., (editores.) Trends in medicinal chemistry **1990**. Oxford: Blackwell Scientific Publications, **1992**, 293-8.

73. Rogers, M. J., Watts, D. J., Russell, R. G. G., Ji, X., Xiong, X., Blackburn, G. M., et al. *J. Bone Miner. Res.* **1994**, 9, 1029-39.

74. . Rogers, M. J., Xiong, X., Brown, R. J., Watts, D. J., Russell R.G.G., et al. *Mol Pharmacol* **1995**, 47, 398-402.

75. Rogers, M. J., Xiong, X., Brown, R. J., Watts, D. J., Russell, R. G. G., Bayless, A. V., et al. *Bone Miner.* **1994**, 25 (Suppl. 1), S69.

76 . Frith, J. C., Monkkonen, J., Auriola, S., Monkkonen, H., Rogers, M. J. *Arthritis Rheum.* **2001**, 44, 2201-2210.

77. Rogers, M. J., Brown, R. J., Hodkin, V., Blackburn, G. M., Russell, R. G. e Watts, D. J. *Biochem. Biophys. Res. Commun,* **1996**, 224, 863-869.

78. Luckman, S. P., Hughes, D. E., Coxon, F. P., Graham, R., Russell, R. G., Rogers, M. J. J. *Bone Miner. Res.* **1998**, 13, 581-589.

79. Goffinet, M., Thoulouzan, M., Pradines, A., Lajoie-Mazenc, I., Weinbaum, C., Faye, J. C. e Seronie-Vivien, S. *BMC Cancer,* **2006**, 6, 60.

80. Alakangas, A., Selander, K., Mulari, M., Halleen, J., Lehenkari, P., Monkkonen, J., Salo, J., Vaananen, K. *Calcif. Tissue Int.* **2002**, 70, 40-47.

81 . Dunford, J. E., Thompson, K., Coxon, F. P., Luckman, S. P., Hahn, F. M., Poulter, C. D., Ebetino, F. H., Rogers, M. J. J. *Pharmacol. Exp. Ther.* **2001**, 296, 235-242.

82. Viereck, V., Emons, G., Lauck, V., Frosch, K. H., Blaschke, S., Grundker, C., Hofbauer, L. C. *Res. Commun.* **2002**, 291, 680-686.

83. Zhang, J., Dai, J., Qi, Y., Lin, D. L., Smith, P., Strayhorn, C., Mizokami, A., Fu, Z., Westman, J., Keller, E. T. *J. Clin. Invest.* **2001**, 107, 1235-1244.

84. Fromigue, O., Body, J. J. J. *Endocrinol. Invest.* **2002**, 25, 539-546.

85. a) Mundy, G. R., Roodman, G. D. *J. Bone Miner. Res.* **1987**, 5, 209-79. b) Zaidi, M., Towhidul, A., Shankar, A. S. M., Bax, V. S., Bax, B. E., Moonga, C. M. R., et al. *Biol. Rev. Camb. Philos. Soc.* **1993**, 68, 197-264.

86. a) Sato, M., Grasser, W., Endo, N., Akins, R., Simmons, H., Thompson, D. D., et al *J. Clin. Invest.* **1991**, 88, 2095-105. b) Masarachia, P., Weinreb, M., Balena, R., Rodan, G. A. *Bone,* **1996**, 19, 281-90.

87. Lin, J. H. *Bone* **1996**, 18, 75-85.

88. Flanagan, A. M., Chambers, T. J. *Calcif. Tissue Int.* **1991**, 49, 407-15.

89. Boonekamp, P. M., van der Wee-Pals, L. J., van Wijk-van Lennep, M. M., Thesing, C. W., Bijvoet, O. L. *Bone Miner.* **1986**, 1, 27-39.

90. Colucci, S., Minielli, V., Zambonin, G., Cirulli, N., Mori, G., et al. *Calcif. Tissue Int.* **1998**, 63, 230-235.

91. Piper, K., Boyde, A., Jones, S. J. *Calcif. Tissue Int.* **1994**, 54, 56-61.

92. Hughes, D. E., Wright, K. R., Uy, H. L., Sasaki, A., Yoneda, T., Roodman, G.

D., et al. *J. Bone. Miner. Res.* **1995**, 10, 1478-87.

93. Reszka, A. A., Halasy-Nagy, J. M., Masarachia, P. J., Rodan, G. A. *J. Biol. Chem.* **1999**, 274, 34967-34973.

94. Fournier, P., Boissier, S., Filleur, S., Guglielmi, J., Cabon, F., et al. *Cancer Res.* **2002**, 62, 6538-6544.

95. Ledoux, D., Hamma-Kourbali, Y., Di Benedetto, M., Foucault-Bertaud, A., Oudar, O., et al. *Anticancer Drugs,* **2006**, 17, 479-485.

96. Rogers, M. J., Watts, D. J., Russell, R. G. *Cancer,* **1997**, 80, 1652-1660.

97. Murakami, H., Takahashi, N., Sasaki, T., Udagawa, N., Tanaka, S., Nakamura, I., et al. *Bone,* **1995**, 17, 137-44.

98. Sato, M., Grasser, W. *J. Bone Miner. Res.* **1990**, 5, 31-40.

99. Miller, S. C., Jee, W. S. S. *Anat. Rec.* **1979**, 193, 439-62.

100. Selander, K., Lehenkari, P., Vaananen, H. K. *Calcif. Tissue Int.* **1994**, 55, 368375.

101. Hiroi-Furuya E., Kameda, T., Hiura, K., Mano, H., Miyazawa, K., et al. *Calcif. Tissue Int.* **1999**, 64, 219-223.

102. Lerner, U. H., Larsson, A. *Bone,* **1987**, 8, 179-189.

103. Carano, A., Teitelbaum, S. A., Konsek, J. D., Schlesinger, P. H., Blair, H. C. *J. Clin. Invest.* **1990**, 85, 456-61.

104. Hughes, D. E., MacDonald, B. R., Russell, R. G., Gowen, M. *The Journal of clinical investigation* **1989**, 83, 1930-1935.

105. Fast, D. K., Felix, R., Dowse, C., Neuman, W. F., Fleisch, H. *The Biochemical journal* **1978**, 172, 97-107.

106. Guenther, H. L., Guenther, H. E., Fleisch, H. *The Biochemical journal* **1979**, 184, 203-214.

107. Sahni, M., Guenther, H.L., Fleisch, H., Collin, P., Martin, T. J. *The Journal of clinical investigation,* **1993**, 91, 2004-2011.

108. Green, J. R., Muller, K., Jaeggi, K. A. *J. Bone Miner. Res.* **1994**, 9, 745-751.

109. Black, D. M., Delmas, P. D., Eastel, R., Reid, I. R., Boonen, S., Cauley, J. A., Cosman, F., Lakatos, P., Leung, P. C., Man, Z., et al. *N. Engl. J. Med.* **2007**, 356(18), 1809-1822.

110. Rosen, S. L., Gordon, D., Dugan, W. Jr et al. *Cancer,* **2004**, 100, 36-43.

111. Kohno, N., Aogi, K., Minami, H. et al. *J. Clin. Oncol.* **2005**, 23, 3314-3321.

112. Van Poznak, C. H., Temin, S., yee, G. C. et al, *American Society of Clinical Oncology Executive Summary of the Clinical Practice Guidelines update on the role of bone-modifying agents in metastatic breast cancer.* **2012**, Publicado antes da impressão em 22 de fevereiro de **2011** como 10.1200/JCO.2010.23.5209.

113.	Rosen, L. S., Gordon, D., Tchekmedyan, N. S. et al. *Cancer,* **2004**, 100, 2613- 2621.

114Hirsh	, V., Tchekmedyan, N. S., Rosen, L. S. et al. *Clin. Lung Cancer,* **2004**, 6, 170-174.

115Zarogoudilis	, K., Boutsikou, E., Zarogoudilis, P. et al. *Int. J. Cancer,* **2009**, 125, 1705-1709.

116Gourves	, J. P., Couthon, H., Sturtz, G. *Eur. J. Org. Chem.* **1999**, 3489.

117Li	, C., Yuan, C. *Heteroatom Chem.* **1993**, 4 (5), 517.

118Magnin	, D. R., Dickson, J. K. Jr, Logan, J. V., Lawrence, R. M., Chen, Y., Sulsky, R. B., Ciosek, C. P. Jr, Biller, S. A., Harrity, T. W., Jolibois, K. G., et al. *J. Med. Chem.* **1995**, 38 (14), 2596.

119Abdou	, W. M., Shaddy, A. A. *Arkivoc*, **2009**, 14, 143-182.

120Abdou	, W. M., Kamel, A. A., Shaddy, A. A. *Eur. J. Med. Chem.* **2010**, 45, 52175224.

121Abdou	, W. M., Khidre, R. E., Shaddy, A. A. *J. Heterocyclic. Chem.* **2013**, 50, 33-41.

122Shaddy	, A. A., Kamel, A. A., Abdou, W. M. *Synth. Commun.* **2013**, 43, 236-252.

123Abdou	, W. M., Shaddy, A. A. *J. Med. Chem. Res.* **2010**, 19, 39-40.

124Abdou	, W. M., Ganoub, N. A., Geronikaki, A., Sabry, E. *Eur. J. Med. Chem.* **2008**, 43, 1015-1024.

125a) Abdou, W. M., Khidre, M. D., Sediek, A. A. *Lett. Org. Chem.* **2006**, 3, 634-640. b) Abdou. W. M., Ganoub, N. A., Fahmy, A. F. M., Shaddy, A. A. *Monatsh. Chem.* **2006**, 136, 105-116.

CAPÍTULO 2

COMPOSTOS DE FÓSFORO EM MEDICAMENTOS. O SEU PAPEL CRESCENTE COMO ANTIOXIDANTES E ANTIDIABÉTICOS

Por:

Azza A. Kamel

Divisão de Investigação das Indústrias Químicas, Centro Nacional de Investigação, Elbehouth St. D-12622, Dokki, Cairo, Egito

BISFOSFONATOS: NOVOS QUIMIO-SELECTIVOS FERRAMENTAS DE MODIFICAÇÃO EM FARMACOLOGIA

Este trabalho foi publicado em: Int. J. Chem. and Biomed. Sci., **2015**, 1, 56-69.

Introdução

Os compostos de fósforo em geral e os fosfonatos em particular, são uma pedra angular nos medicamentos. Muitos destes compostos apresentam propriedades antifúngicas, antibacterianas, anticancerígenas e analgésicas/anti-inflamatórias significativas. Os aminofosfonatos e os bisfosfonatos, considerados como exemplos representativos, são precursores importantes dos ácidos bifosfónicos correspondentes, que, em muitos casos, apresentam propriedades farmacologicamente interessantes. Os benefícios destes compostos são a prevenção da perda de massa óssea, para além do seu potencial antitumoral, quando utilizados como adjuvantes, tal como aprovado em muitas investigações. Esta parte tem como objetivo lançar luz sobre o papel dos compostos de fósforo como estrelas em ascensão nos fármacos como antioxidantes e antidiabéticos. O conjunto disponível de ensaios clínicos que apoiam a utilização destes compostos neste contexto foi brevemente analisado. Os resultados recomendam uma análise cuidadosa do conceito de que os compostos de fósforo podem atuar como uma nova geração de antioxidantes e antidiabéticos. A ênfase é também colocada na informação recente acrescentada a este tópico. Embora o autor tenha tentado fazer com que a revisão fosse enciclopédica no que respeita aos tópicos, o artigo não é exaustivo.

O fósforo é essencial à vida e os seus derivados são utilizados numa vasta gama de aplicações técnicas/industriais. Atualmente, a principal fonte de fósforo a nível mundial baseia-se na extração de rochas fosfáticas. Este recurso natural é limitado porque o ciclo natural do fósforo é muito longo. Na prática, não pode ser considerado renovável. Atualmente, é necessário recorrer a mais recursos de fósforo. O sistema heterocíclico com um motivo de fósforo continua a ser uma das áreas de investigação mais activas. Os fosfonatos são uma das três fontes de fosfato nas células biológicas, enquanto os outros dois tipos são os inorgânicos e os organofosfatos [1].

1. Compostos de Fósforo em Medicamentos Farmacêuticos

Os fosfonatos ou ácidos fosfónicos são compostos organofosforados que contêm grupos C- PO(OH)2 ou C-PO(OR)2 (em que R = alquilo, arilo). São bastante comuns em diferentes organismos, desde procariotas a eubactérias, bem como em fungos, moluscos, insectos e outros [1-4]. Foi provado em muitos relatórios [5-8] que a introdução de uma porção de fósforo em *N-* e/ou *S-heterociclos* aumenta as actividades biológicas e farmacológicas. Alguns fosfonatos apresentam atividade antifúngica [5], antibacteriana [6] e anticancerígena [7]. Muitos compostos comercialmente importantes são fosfonatos, incluindo: Glifosato, o herbicida "Roundup" e Ethephon, um regulador de crescimento de plantas amplamente utilizado. Apesar das diferenças estruturais e electrónicas entre o fosfonato e as funcionalidades carboxílicas (em termos de tamanho, forma, acidez e geometria), o fosfonato é considerado um bioisóster do grupo carboxílico [8]. O papel biológico dos fosfonatos naturais é ainda pouco conhecido.

1.1. Bisfosfonatos

1.1.1. História

[th]Os bisfosfonatos (BPs) foram desenvolvidos no século XIX, mas foram introduzidos pela primeira vez na farmacologia no final da década de 1960, quando foram aplicados no tratamento de perturbações do metabolismo ósseo. Mais tarde, na última década do século XX, a introdução da terapêutica com BPs em oncologia melhorou radicalmente a gestão e a prevenção de eventos relacionados com o esqueleto (SREs) associados à disseminação de malignidade para o osso, bem como a uma tendência para fracturas patológicas, dor óssea, mobilidade reduzida, compressão da medula espinal e observação de hipercalcemia [10-14]. Para além de inibirem a reabsorção óssea, os bifosfonatos (BPs) também demonstraram ter efeitos antitumorais, como a inibição da proliferação e a indução de apoptose em linhas celulares de cancro da mama humano em cultura. Estudos recentes referem que o tratamento com fármacos BP interfere com a adesão das células do cancro da mama à matriz óssea e inibe a migração e invasão celular[9].

1.1.2. Química

Os bis e/ou polifosfonatos não se encontram na natureza. Por conseguinte, existe um grande número de relatórios sobre a preparação e estudos bioquímicos destes compostos [15-36]. Os bisfosfonatos (BPs) são compostos orgânicos sintéticos caracterizados por uma estrutura de espinha dorsal P-C-P. São chamados bisfosfonatos porque têm dois grupos fosfonato. São análogos quimicamente estáveis dos metabolitos endógenos, pirofosfatos inorgânicos (PPi) (Figura 1). A estrutura P-C-P permite um grande número de variações possíveis, principalmente através da alteração das duas cadeias laterais no carbono. Pequenas alterações na estrutura dos bifosfonatos podem levar a extensas alterações nas suas caraterísticas físico-químicas, biológicas, terapêuticas e toxicológicas. Ao contrário dos PPi, os BPs são resistentes à degradação por hidrólise enzimática, devido à ligação de um átomo de carbono entre os dois grupos fosfonatos. Atualmente, os bifosfonatos (BPs) (também chamados difosfonatos) estão bem estabelecidos como uma classe de fármacos que previnem a perda de massa óssea [17].

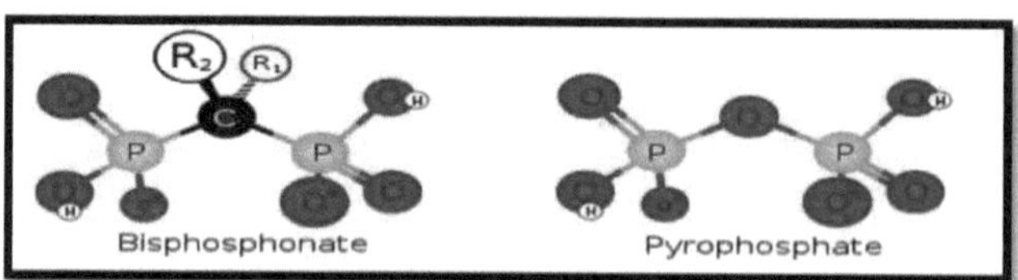

Figura 1. As estruturas análogas do bisfosfonato e do pirofosfato (da Wikipédia, a enciclopédia livre)

1.1.3. Estudos farmacológicos

Os efeitos biológicos dos BPs no metabolismo do cálcio foram originalmente atribuídos aos seus efeitos físico-químicos para impedir a dissolução dos cristais de hidroxiapatite [18]. Além disso, os substituintes R^1 (Fig. 1), tais como os grupos hidroxilo ou amino, aumentam a quimisorção para o mineral ósseo, enquanto os substituintes R^2 resultam em variações na potência anti-reabsortiva de várias ordens de grandeza. Pensa-se que a potência anti-reabsorção [19] (Quadro 1) observada com os diferentes grupos R^2 em diferentes BPs esteja relacionada com os seus efeitos na atividade bioquímica, por exemplo, a inibição da enzima farnesil pirofosfato sintase (FPPS), e com a sua capacidade de se ligar à hidroxiapatite. Muitos bisfosfonatos foram investigados em seres humanos no que diz respeito aos seus efeitos no osso, e muitos deles estão atualmente disponíveis comercialmente para o tratamento de doenças ósseas [19].

Tabela 1. Potência de vários fármacos BP em relação ao Etidronato®

BP-Drug	Potency relative to Etidronate	BP-Drug	Potency relative to Etidronate
Etidronate (Didronel)	1	Neridronate (Nerixia)	100
Clodronate (Bonefos, Loron)	10	Olpadronate	500
Tiludronate (Skelid)	10	Alendronate (Fosamax)	500
Pamidronate (APD, Aredia)	100	Ibandronate (Boniva)	1000
Zoledronate (Zometa, Aclasta)	10000	Risedronate (Actonel)	2000
Zoledronate (Zometa, Aclasta)	10000		

Os benefícios dos bisfosfonatos foram discutidos num grande número de artigos [1729]. Abrangem a prevenção e o tratamento da osteoporose, osteíte deformante ("doença de Paget do osso"), como a inibição da digestão do osso, encorajando os osteoclastos a sofrerem apoptose (ou morte celular), retardando assim a perda óssea, metástases ósseas (com ou sem hipercalcemia), mieloma múltiplo, hiperparatiroidismo primário, osteogénese imperfeita, displasia fibrosa e outras condições que caracterizam a fragilidade óssea. Uma das suas principais utilizações não médicas era o amaciamento da água dos sistemas de irrigação utilizados nos laranjais.

A utilização de bifosfonatos em cancros também pode ser rastreada até ao início dos anos 80, quando vários grupos demonstraram a eficácia impressionante, particularmente do clorinato [22, 23] e do pamidronato [24], no tratamento da hipercalcemia associada a doenças malignas, como o mieloma e as metástases ósseas. No entanto, foram necessários muitos mais anos até que se realizassem os ensaios em larga escala que permitiram o registo destes fármacos para a prevenção de eventos relacionados com o esqueleto associados a uma variedade de cancros [25].

Clezardin et al. [28], na sua revisão da base científica da utilização de BPs em cancros, discutem a contribuição relativa dos efeitos antitumorais diretos versus os efeitos mediados pela inibição da reabsorção óssea. Uma possibilidade interessante é o facto de poderem ser obtidos efeitos antitumorais sinérgicos na presença de outros agentes quimioterapêuticos. Neste contexto, os estudos recentes levados a cabo por Abdou et al. [29-36] foram direcionados para a construção de ésteres bioactivos de heterociclo-gema-difósforo, especialmente os associados ao tratamento antitumoral [30, 31], anti-inflamatório [32-35] e anti-osteoporose [29, 32-36].

1.1.4. Modo de ação

A justificação inicial para a utilização de BPs em seres humanos foi o seu potencial para impedir a dissolução da hidroxiapatite, que é o principal mineral ósseo, e, em seguida, parar a perda óssea. O seu mecanismo de ação real só foi demonstrado com o lançamento inicial do Fosamax (Alendronato) pela Merck & Co. Os mecanismos de ação dos bisfosfonatos resultam todos da semelhança das suas estruturas com o pirofosfato (ver Figura 1), inibindo assim a ativação de enzimas que utilizam o pirofosfato. A especificidade dos fármacos à base de bisfosfonatos resulta dos dois grupos fosfonatos (e possivelmente de uma hidroxila em R^1) que trabalham em conjunto para coordenar os iões de cálcio. As moléculas de bisfosfonatos "aderem" preferencialmente ao cálcio e ligam-se a ele. A maior reserva de cálcio no corpo humano encontra-se nos ossos, pelo que se acumulam até uma concentração elevada apenas nos ossos [17].

Na Figura 2, as fases de absorção e libertação de bifosfonatos do osso são ilustradas [20] da seguinte forma: Os bifosfonatos administrados por via oral ou intravenosa ligam-se ao mineral ósseo. a) Libertados durante a reabsorção óssea, os bifosfonatos são absorvidos pelos osteoclastos. b) Depois de absorverem os bifosfonatos, os osteoclastos sofrem alterações, incluindo a perda do bordo rugoso, e tornam-se inactivos, impedindo a reabsorção adicional. c) Eventualmente, os osteoclastos separam-se da superfície óssea e podem persistir na medula óssea como células grandes, multinucleadas e inactivas, enquanto a lacuna de reabsorção é preenchida com osso novo. d) Após a interrupção do tratamento, novos ciclos de remodelação óssea podem libertar bisfosfonatos incorporados. A absorção destes compostos pelos osteoclastos resulta numa diminuição da reabsorção. e) Os bisfosfonatos também podem ser libertados do osso por dessorção, a uma taxa dependente da sua afinidade de ligação.

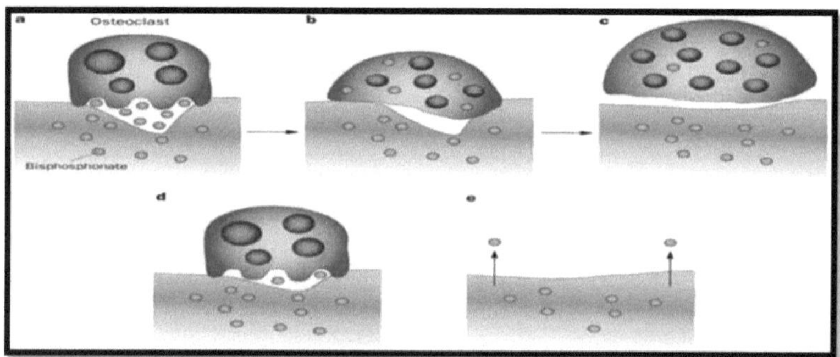

Figura 2. Absorção e libertação de bifosfonatos do osso (Papapoulos, 2013)

Existem duas classes de bifosfonatos que actuam de forma diferente na destruição das células osteoclásticas: (i) Bifosfonatos que não contêm N, incluindo: Etidronato (Didronel), Clodronato (Bonefos, Loron), Tiludronato (Skelid). São metabolizados na célula em compostos que substituem a porção terminal de pirofosfato do ATP, formando uma molécula não funcional que compete com o trifosfato de adenosina (ATP) no metabolismo energético celular. O osteoclasto inicia a apoptose e morre, levando a uma diminuição global da degradação do osso. (ii) Bifosfonatos *contendo N*, incluindo Pamidronato (APD, Aredia), Neridronato (Nerixia), Alendronato (Fosamax), Ibandronato (Boniva), Risedronato (Actonel), Zoledronato (Zometa, Aclasta). Actuam no metabolismo ósseo ligando-se e bloqueando a enzima farnesilpirofosfato sintase (FPPS) na via da HMG-CoA redutase (também conhecida como via do mevalonato, Figura 3) [27]. Interferem com a enzima FPPS e com a geranilgeranil pirofosfato sintase (GGPPS), duas enzimas-chave na via do mevalonato.

Consequentemente, a perturbação da via do mevalonato pelas *N-BPs* resulta na acumulação de pirofosfato de isopentenilo (IPP), que é depois convertido num análogo citotóxico do ATP denominado ApppI.

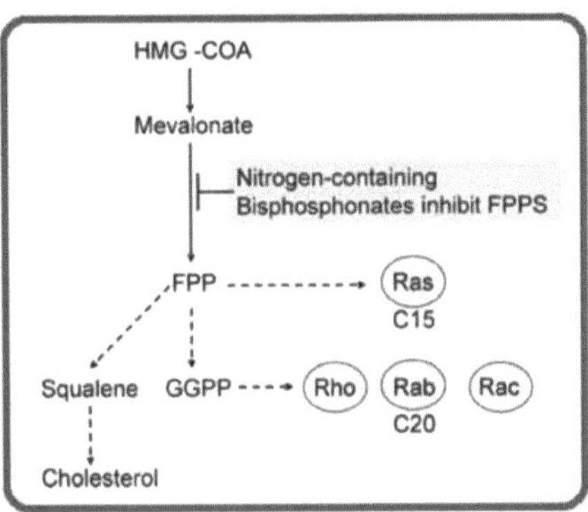

Figura 3. As N-BPs interferem com a FPPS e a GGPPS na via do mevalonato (Da Wikipédia, a enciclopédia livre)

1.2. Aminofosfonatos: História, química e aplicações farmacológicas

O fosfonato natural ácido 2-aminoetilfosfónico foi identificado pela primeira vez em 1959 em plantas e muitos animais, onde se encontra localizado nas membranas. Os aminofosfonatos têm sido alvo de atenção nos últimos anos devido à sua analogia estrutural com os α-aminoácidos correspondentes, bem como com os fosfonatos heterocíclicos [37,38] e os ω-aminofosfonatos [39], que encontraram uma vasta gama de aplicações na química agrícola e medicinal [40-43].

Foram desenvolvidas várias abordagens [44] para a síntese de α-aminofosfonatos (Esquema 1). Entre elas, duas vias principais são: (i) Kabachnik-Fields, reação multi-componentes one pot, em que um carbonilo, uma amina e um fosfito de di- ou tri-alquilo reagem num single-pot; (ii) Reação de Pudovik, em que o passo chave é a adição nucleofílica da amina a um composto carbonilo seguida da adição de um fosfito de dialquilo (ou diarilo) à imina resultante. Em alguns relatórios, estas reacções foram realizadas num procedimento simples de um único pote sem quaisquer catalisadores [45, 46], enquanto que, na maioria dos casos, foram realizadas utilizando catalisadores [47-50].

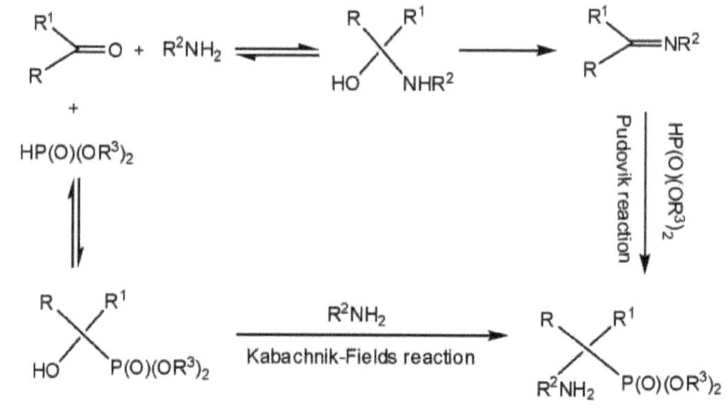

Esquema 1. Síntese dos aminofoshonatos

Como parte do seu programa de investigação sobre a síntese de α- e β- aminofosfonatos, Abdou, et. al. [51-56] relataram uma reação multicomponentes modificada numa síntese one-pot, para dar aminometilenodifosfonatos *N-heteocíclicos* substituídos, em taxas elevadas [52]. Na maioria dos casos, os compostos de fósforo sintetizados (mono ou difosfonatos e/ou ácidos fosfónicos) apresentaram propriedades analgésicas/anti-inflamatórias significativas. As propriedades particularmente notáveis são a sua atividade anticancerígena [51-57].

Os derivados de ácidos aminofosfónicos podem também servir como hatpens na geração de anticorpos enzimáticos catalíticos e como análogos do estado de transição para, por exemplo, reacções de acoplamento de péptidos e hidrólise de péptidos [8], tornando-os alvos importantes no desenvolvimento de novos inibidores enzimáticos [58-60]. Em seguida, a investigação versátil orientada para a síntese de ácidos α- e β-*aminofosfónicos* deu origem a uma nova classe de fármacos e outros compostos bioactivos com uma grande variedade de aplicações comerciais, desde a medicina à agricultura [7, 61, 62].

3. compostos de fósforo como antioxidantes

O "stress oxidativo" como conceito em biologia redox e medicina foi formulado em 1985. Mais tarde, no início de 2015, foram apresentadas cerca de 138.000 entradas no PubMed durante este período. A oxidação é um processo em cadeia de radicais livres. Por conseguinte, os agentes estabilizadores mais úteis serão aqueles que se combinam com os radicais livres para dar origem a espécies estáveis

38

incapazes de reação posterior. Estes agentes estabilizadores são designados por antioxidantes. Os antioxidantes, em geral, abrandam o processo de degradação e, por sua vez, a ação energética do ambiente pode levar a uma maior sustentabilidade. Interagem com os radicais livres, tornando possível a sua reação com o oxigénio [63].

3.1. Grupos de antioxidantes

Os antioxidantes podem ser agrupados em antioxidantes naturais e antioxidantes sintetizados. A diferença entre as duas categorias é que a maioria dos antioxidantes sintetizados gera substâncias que desenvolvem cancro ou outras doenças. A classificação dos antioxidantes pode ser feita em função da sua função ou da sua natureza em dois grandes grupos básicos: (i) Antioxidantes primários ou terminadores de cadeia; (ii) Antioxidantes secundários ou decompositores de hidroperóxidos, frequentemente chamados sinergistas [63].

3.1.1. Antioxidantes primários

São fenóis ou aminas aromáticas estritamente impedidos, capazes de sofrer uma reação gorda com radicais peróxidos e, por isso, são frequentemente designados por removedores de radicais. Esta situação pode ser representada no esquema 2.

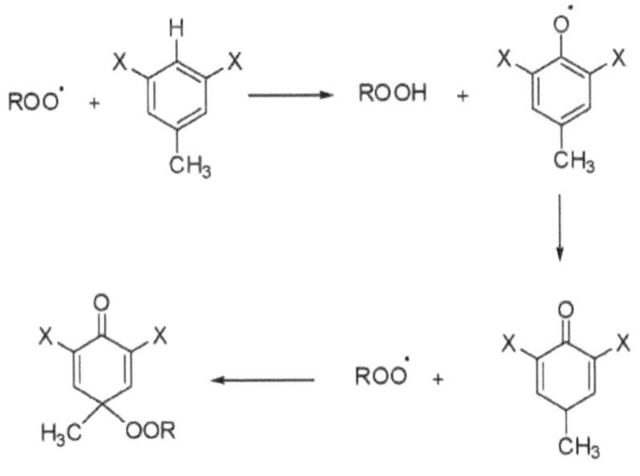

Esquema 2. Ação dos antioxidantes primários

Os estrogénios com estrutura fenólica possuíam actividades substanciais no que diz respeito à inibição da peroxidação lipídica (LPO). As concentrações de Estradiol e Estriol necessárias para atingir uma inibição de 50% da peroxidação dos fosfolípidos da membrana foram cerca de 4 a 6 vezes superiores às do α-Tocoferol, respetivamente[64].

3.1.2. Antioxidantes secundários

Estes compostos têm geralmente enxofre nas suas moléculas ou trimestres de ácido fosfórico (fosfatos). Têm a capacidade de reagir com hidroperóxidos para produzir produtos não radicais, seguindo o mecanismo heterocíclico. A reação de fosfitos a fosfatos, como exemplo, é ilustrada na Eq. 1.

$$ROOH + P(OAr)_3 \longrightarrow ROH + (O)P(OAr)_3 \qquad (Eq.\ 1)$$

3.2 Como evitar a oxidação

Não há dúvida de que uma prevenção bem sucedida é a melhor chave para controlar a morbilidade e a mortalidade das doenças crónicas que afectam a humanidade. Nas últimas três décadas, surgiu a possibilidade de as principais doenças que afectam diretamente a humanidade em todo o mundo poderem ser evitadas através da simples melhoria da ingestão alimentar de substâncias nutritivas que passaram a ser designadas por "nutrientes antioxidantes". O papel principal da defesa antioxidante é desempenhado pelas enzimas antioxidantes e não por compostos antioxidantes de moléculas pequenas. As investigações das respostas oxidativas em diferentes modelos in vivo sugerem que, em organismos complexos como os mamíferos, os órgãos e os tecidos contêm sistemas antioxidantes distintos, o que pode constituir a base da suscetibilidade diferencial aos agentes tóxicos ambientais. Assim, a compreensão das vias que conduzem à indução de respostas antioxidantes permitirá o desenvolvimento de estratégias de proteção contra os danos oxidativos [65].

O organismo dispõe de vários mecanismos biológicos de defesa contra o stress oxidativo intracelular, incluindo os antioxidantes enzimáticos, como a superóxido dismutase, a catalase, a glutationa peroxidase e os antioxidantes não enzimáticos, como a glutationa, as vitaminas A, B, C e E e a riboflavina [66]. A área de investigação da sinalização redox está a expandir-se rapidamente e os trabalhos futuros examinarão novas vias e clarificarão a sua importância na fisiopatologia celular.

Os métodos de prevenção incluem: (i) Procedimentos para evitar a ocorrência de doenças e a maior parte dos esforços de promoção da saúde com base na população são deste tipo; (ii) Realização de diagnósticos e tratamento de doenças existentes em fases iniciais antes de causarem morbilidade significativa; (iii) Métodos para reduzir o impacto negativo de doenças existentes através do restabelecimento da função e da redução das complicações relacionadas com a doença; (iv) Processo para atenuar ou evitar resultados de intervenções excessivas no sistema de saúde.

3.3 Modo de ação

Os radicais livres e outras espécies reactivas de oxigénio (ROS) formam-se constantemente no corpo humano. Os mecanismos dos radicais livres têm sido implicados na patologia de várias doenças humanas, incluindo o cancro, a aterosclerose, a malária, a artrite reumatoide e as doenças neurodegenerativas. Por exemplo, sabe-se que o radical superóxido ($O2^{\cdot-}$) e o peróxido de hidrogénio ($H2O2$) são gerados no cérebro e no sistema nervoso in vivo, e várias áreas do cérebro humano são ricas em ferro, que parece ser facilmente mobilizável numa forma que pode estimular reacções de radicais livres.

Existem defesas antioxidantes para remover O^2 - e $H2O2$. Superóxido que dismutase (SOD) removendo $O2^{\cdot-}$ acelerando muito sua conversão em $H2O2$. Catálise nos peroxissomas que convertem $H2O2$ em água e $O2$ e ajudam a eliminar o $H2O2$ gerado pela ação das enzimas oxidase que se localizam nestes organelos. Outras enzimas importantes para a remoção de $H2O2$ nas células humanas são as glutationas peroxidases. Quando produzidas em excesso, as ERO podem causar lesões nos tecidos. No entanto, a própria lesão tecidular pode causar a produção de ERO (por exemplo, provocando a ativação de fagócitos ou libertando iões de metais de transição das células danificadas), o que pode (ou não, dependendo da situação) contribuir para o agravamento da lesão.

O desequilíbrio no estado redox das células resultante da produção excessiva de ROS e/ou da capacidade antioxidante insuficiente promove tanto a disfunção endotelial como a resistência à insulina; por conseguinte, a restauração do equilíbrio redox fisiológico é uma abordagem de tratamento atractiva [67].

A avaliação dos danos oxidativos das biomoléculas através de tecnologias emergentes baseadas nos produtos dos danos oxidativos no ADN (por exemplo, 8-hidroxi-desoxiguanosina), nos lípidos (por exemplo, isoprostanos) e nas proteínas (aminoácidos alterados) não só contribuiria para a nossa compreensão dos mecanismos subjacentes, como também facilitaria os estudos de suplementação e intervenção concebidos e realizados para testar a eficácia dos antioxidantes na saúde e na doença humanas [68].

Em 2004, Apel, et al [69] relataram que as ROS desempenham um papel central na defesa dos agentes patogénicos das plantas (Figura 4a) e durante o stress abiótico (Figura 4b). Após o ataque do patógeno, a sinalização induzida pelo recetor ativa a membrana plasmática ou oxidases localizadas no apoplasto que produzem radicais superóxido (O2·⁻) que são altamente tóxicos e podem ajudar a matar o patógeno invasor. Por outro lado, o O^2 - é rapidamente dismutado em peróxido de hidrogénio, que, ao contrário do superóxido, pode atravessar facilmente a membrana plasmática. Os níveis intracelulares de ERO aumentam não só devido à produção extracelular de ERO, mas também devido à desregulação dos mecanismos de eliminação de ERO. Globalmente, as quantidades de ROS aumentam para níveis críticos e induzem a morte celular programada (PCD). Durante o stress abiótico, a produção de ROS ocorre principalmente nos cloroplastos e nas mitocôndrias, nos locais de transporte de electrões, aumentando as quantidades de ROS intracelulares para níveis tóxicos. A resposta celular inclui a regulação positiva dos mecanismos de eliminação das ERO para desintoxicar as quantidades crescentes de ERO. No entanto, o papel que as ERO desempenham durante as tensões abióticas parece ser oposto ao papel que as ERO desempenham durante a defesa dos agentes patogénicos.

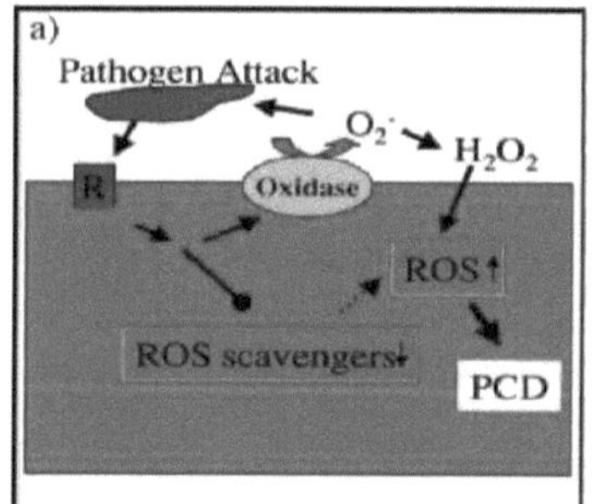

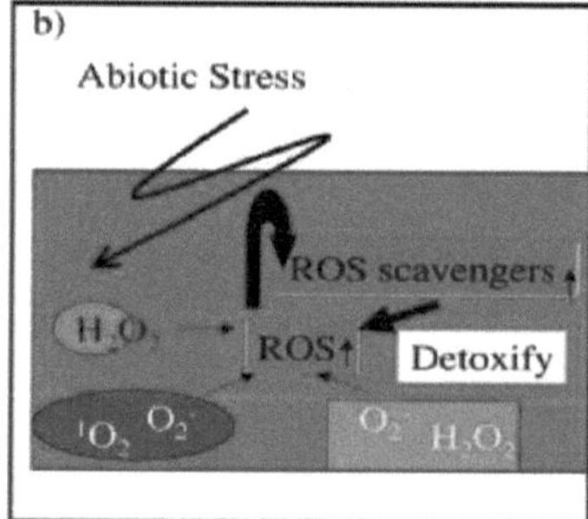

Figura 4. Diferentes papéis das ROS em condições de (a) ataque de agentes patogénicos ou (b) stress abiótico. (Apel, 2004)

Por outro lado, a peroxidação lipídica pode ser iniciada por qualquer espécie que possua reatividade suficiente para retirar um átomo de hidrogénio de uma cadeia lateral de ácidos gordos poli-insaturados nos lípidos das membranas [70].

Os compostos organofosforados e os *P-heterociclos*, em particular, foram reconhecidos como fármacos antioxidantes [71, 72]. Além disso, o seu mecanismo de ação e as relações estrutura-atividade (SAR) foram amplamente estudados[73, 74].

Dependendo da sua estrutura e propriedades de eliminação, os fosfinitos e fosfonatos podem atuar como antioxidantes primários e secundários. Em geral, considera-se que os fosfinitos são decompositores de hidroperóxidos (antioxidantes secundários), mas certos fosfonatos de arilo também devem ser capazes de atuar como terminadores de cadeias de radicais (antioxidantes primários), capturando radicais peroxilo para dar radicais aroxilo. Os modos de reação e as relações entre a estrutura, o mecanismo de reação e a atividade antioxidante foram elucidados [72, 73].

Uma vez que os fosfitos são primeiramente oxidados por radicais ROO· para dar fosfatos e radicais RO· (Eq. 2.), a reação posterior destes radicais alcoxilo com o composto de fósforo é decisiva. Apenas os fosfitos (R' = Ar), que reagem com os radicais alcoxilo por substituição para dar um fosfito de alquilo isomérico e radicais fenoxilo que terminam a cadeia (Eq. 3.) podem atuar como antioxidantes primários [73, 75-78].

$$ROO^{\cdot} + P(OR')_3 \qquad ROOP(OR')_3 \qquad RO^{\cdot} + (O)P(OR')_3 \quad (Eq\ 2)$$

$$ROO^{\cdot} + P(OR')_3 \longrightarrow ROP^{\cdot}(OR')_3 \longrightarrow \overset{\cdot}{O}R' + ROP(OR')_2 \quad (Eq\ 3)$$
$$\text{Substitution}$$

Os fosfitos, fosfonitos e outros compostos orgânicos de fósforo são utilizados em polímeros orgânicos e noutros materiais orgânicos como antioxidantes. Em 1987, Lester et. al. [79] forneceram certos compostos aromáticos fluorofosforados que provaram ser muito eficazes como estabilizadores numa vasta gama de materiais orgânicos. Esta eficácia deve-se ao facto de retardarem as alterações de viscosidade dos materiais orgânicos com eles estabilizados durante longos períodos de tempo em condições de processamento. Para além disso, são estáveis quando armazenados à temperatura ambiente. São especialmente eficazes quando utilizados em combinação com antioxidantes fenólicos.

Num estudo anterior, Schwetlick, et al [80] provaram que, numa autoxidação de hidrocarbonetos inibida por fosfitos e fosfonitos de arilo a 150-180°C, os ésteres de ácido fosfórico são hidrolisados para dar fenóis e fosfitos e fosfonitos de hidrogénio, respetivamente. Em certas condições, estes ésteres de hidrogénio hidrolisam-se ainda mais para formar, respetivamente, fósforo e ácido fosfónico. A mistura de antioxidantes assim gerada é responsável pela elevada eficácia estabilizadora dos ésteres de fosfito e fosfonito nas autoxidações a estas temperaturas.

Mais tarde, Schwetlick, et al [81] estudaram a inibição da autoxidação de hidrocarbonetos por fosfitos alifáticos, aromáticos, estericamente impedidos e cíclicos através de técnicas volumétricas e de^{31} P NMR. O estudo indicou que a atividade antioxidante dos fosfitos depende da taxa das suas reacções com os radicais peroxilo e da forma como reagem com os radicais alcoxilo. Em geral, são considerados melhores do que os antioxidantes fenólicos a altas temperaturas, uma vez que eliminam os hidroperóxidos que se decompõem e conduzem a reacções em cadeia de autoxidação. Assim, os compostos de fósforo são importantes para a estabilidade oxidativa durante várias operações [81]. A água está sempre presente na autoxidação a temperaturas um pouco mais elevadas,

especialmente nos inibidos por compostos de fósforo, resultantes da desidratação de álcoois formados como na Eq. 1, e da decomposição térmica de hidroperóxidos. É também bem conhecido que os fosfitos e fosfonitos de alquilo e de arilo não impedidos se hidrolisam facilmente à temperatura ambiente. A hidrólise dos fosfitos de arilo impedidos é mais limitada e não ocorre nas condições de autoxidação a baixas temperaturas. No entanto, a temperaturas mais elevadas, pode tornar-se relevante. Para além da hidrólise, a oxidação dos compostos de fósforo por hidroperóxidos e radicais peroxilo tem lugar no decurso da reação, dando origem aos fosfatos e fosfonatos correspondentes. A relação entre a oxidação e a hidrólise depende da oxidabilidade do hidrocarboneto específico e das condições de reação (temperatura) [80].

3.4. Estudos farmacológicos

Em geral, está bem estabelecido que as pirimidopirimidinas, análogas do ácido fólico (uma das vitaminas B que é um fator-chave na síntese dos ácidos nucleicos ARN e ADN) e uma importante classe de uracilo e tiouracilo anulados, são farmacologicamente úteis como potentes inibidores da peroxidação lipídica no fígado humano e de rato [82, 83]. A introdução da fração fosfórica nestes *N-heterociclos* atraiu muita atenção de muitos investigadores em química farmacêutica, porque se esperava que este sistema de heterociclos aumentasse as propriedades antioxidantes [84].

Abdou, et al [84, 85] demonstraram o bio-rastreio das propriedades antioxidantes de produtos de fósforo sintetizados seletivamente. Os produtos foram avaliados in vitro utilizando a peroxidação lipídica (LPO) por dois métodos: 2,2'-Azobis-(2-amidino-propano)dihidrocloreto (AAPH), e 2,2'-azino-bis(3-etilbenztiazolina-6-ácido sulfónico) (ABTS). A vitamina "C" é medida como padrão positivo para a atividade antioxidante em todas as experiências. A atividade expressa a sua capacidade de inibir a LPO em homogenato de cérebro de rato e a taxa de hemólise eritrocitária. As actividades pró-oxidantes dos produtos sintetizados também foram testadas quanto ao seu efeito nos danos no ADN induzidos pela bleomicina. A avaliação antioxidante revelou que os derivados de fosfonato de tiazolo exibiram uma atividade antioxidante mais elevada do que a dos seus homólogos de fosfonato de pirrolopirimidinona fundida. No entanto, os difosfonatos manifestaram os melhores efeitos protectores contra os danos no ADN induzidos pela bleomicina [84].

Os resultados também mostraram a capacidade das benzotiazafosfopinas sintetizadas e fosfonatos relevantes para inibir a LPO em homogenato de cérebro de rato e a taxa de hemólise eritrocitária [85].

No entanto, parece razoável assumir que algumas destas investigações podem ser traduzidas em novas indicações para a utilização de compostos de fósforo como agentes anti-oxidantes.

4. compostos de fósforo como antidiabéticos

A diabetes mellitus II é um distúrbio metabólico caracterizado por hiperglicemia crónica com perturbações do metabolismo dos hidratos de carbono, das gorduras e das proteínas, resultante de defeitos na ação da insulina nos tecidos (resistência à insulina) e/ou defeitos na secreção pancreática de insulina (disfunção das células β), que eventualmente inclui a perda de células pancreáticas secretoras de insulina [86, 87].

Em 2001, Zimmet, et al.[88] previam que o número de pessoas com diabetes duplicaria para cerca de 300 milhões em 20 anos. As complicações associadas à diabetes, como as doenças cardiovasculares, as doenças vasculares periféricas, os acidentes vasculares cerebrais, a neuropatia diabética, a nefropatia diabética e a retinopatia diabética (eventualmente a cegueira) resultam numa incapacidade crescente, numa redução da esperança de vida e em custos de saúde enormes.

4.1 Estudos farmacológicos

Nos doentes com diabetes tipo 2, a atividade da glucoquinase pancreática e hepática, bem como o ARNm da glucoquinase pancreática, estão reduzidos em pelo menos 50%. No entanto, o estado exato da glucocinase de cada doente não é conhecido e, até à data, não é utilizado como indicador do estádio individual da doença [89]. As mutações da glucocinase podem estar relacionadas com o aparecimento na maturidade da diabetes da diabetes mellitus neonatal permanente [90, 91]. No total, existe uma vasta gama de "doenças da glucocinase", com cerca de 250 mutações missense e nonsense conhecidas, bem como inserções, deleções e variantes de splice [92].

Os fármacos estabelecidos [sulfonilureias, glinidas, agonistas dos receptores do péptido 1 semelhante ao glucagon (GLP-1), metformina, tiazolidinedionas e inibidores da *α-glucosidase*] visam geralmente a resistência à insulina ou a disfunção das células β, aumentando a secreção de insulina ou a sensibilidade dos tecidos à insulina [93].

Estão ainda a ser investigados fármacos que abordam outros aspectos da doença, incluindo alvos biológicos/moleculares emergentes promissores. Muitos compostos são derivados de compostos fisiológicos (hormonas) com o objetivo de melhorar a sua cinética e seletividade, enquanto outros são compostos químicos obtidos através da despistagem de um alvo recentemente identificado na maquinaria fisiológica ou fisiopatológica. Existem muitos problemas por resolver, incluindo: a) Sensibilidade reduzida das *células β* à glicose ("defeito do sensor"); b) Perda do número/função das células β (sem interrupção da progressão da diabetes); c) Perda das oscilações da secreção de insulina; d) Perda da resposta de insulina da primeira fase a um desafio de glicose; e) Rácio pró-insulina/insulina elevado; f) Secreção anormalmente elevada de amilina; g) Aumento da secreção de glucagon (gluconeogénese, produção de glicose).

No entanto, muitos medicamentos comercializados têm grandes desvantagens que dificultam a terapia, e devem ser desenvolvidas modificações na dosagem e/ou novos compostos para ultrapassar estes problemas [94]. Entre outros, os seguintes problemas continuam a afetar a terapia atual: a) Hipoglicemia (especialmente no início da terapia; sabe-se que a hipoglicemia grave pode levar ao enfarte do miocárdio e ao desenvolvimento de demência); b) Muitos destes parâmetros fisiopatológicos estão ligados a mais do que uma complicação secundária, como o aumento da permeabilidade vascular, alterações no fluxo sanguíneo e estimulação da neovascularização [95]; c) Aumento de peso (um dos principais factores que impulsionam a epidemia de diabetes); d) Aumento da resistência à insulina; e e) Destruição das células β.

4.2 Tendências recentes da terapia

A hiperglicemia induz várias complicações diabéticas através de diferentes mecanismos, que constituem a base das terapias. Uma vez que muitos defeitos se sobrepõem entre as várias complicações, estas são primeiro enumeradas e, em seguida, são descritas as soluções. As terapias actuais para a diabetes mellitus tipo 2 têm-se centrado principalmente na elevação dos níveis de insulina plasmática (administração direta de insulina ou agentes orais que promovem a secreção de insulina), na melhoria da sensibilidade dos tecidos à insulina e, por fim, na redução da taxa de absorção de hidratos de carbono pelo trato gastrointestinal [95]. A seguir, são apresentadas duas das tendências recentes mais atractivas nas terapias para a diabetes tipo 2 [96-109]. A primeira tendência é uma nova perspetiva, até mesmo uma mudança de paradigma, que foi recentemente apresentada por uma nova classe denominada potenciadores da incretina [96-100].

As incretinas são definidas como sendo responsáveis por uma resposta mais elevada da insulina à ingestão oral de glucose em comparação com uma carga igual de glucose intravenosa (ou seja, atingindo níveis equivalentes de glucose no plasma) [96]. A função do recetor de GLP-1 e a sinalização subsequente têm sido objeto de investigações recentes [97-100] (Figura 5). O albiglutido melhora o controlo glicémico através de uma variedade de doses e esquemas de dosagem, e imita o albiglutido, que é a gama completa de acções do GLP-1, segundos mensageiros e mecanismos [99].

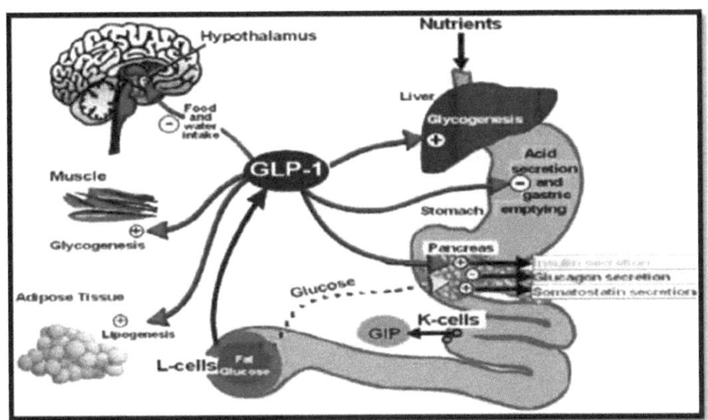

Figura 5. Resumo dos efeitos do GLP-1 (Verspohl, 2009).

As propriedades clínicas do agonista do recetor GLP-1 albiglutide (fase III; detalhes estruturais na Fig. 6) foram revistas, e o agonista do recetor GLP-1 albiglutide foi aprovado desde março de 2014 como monoterapia para pacientes que não toleram a metformina [99]. Está aprovado como terapêutica complementar em combinação com outros medicamentos para baixar a glicose no sangue, incluindo a insulina, quando estes, juntamente com a dieta e o exercício físico, não proporcionam um controlo glicémico adequado. O albiglutido é injetado sob a pele uma vez por semana com uma caneta injectora de utilização única [100]. A sua longa semi-vida plasmática de 5 dias (farmacocinética melhorada) permite a administração uma vez por semana, em resultado da ligação covalente da albumina. A estrutura de repetição em tandem (Figura 6) melhora a potência observada quando apenas uma porção de GLP-1 foi ligada covalentemente à albumina (nota: uma molécula transportadora volumosa) [98].

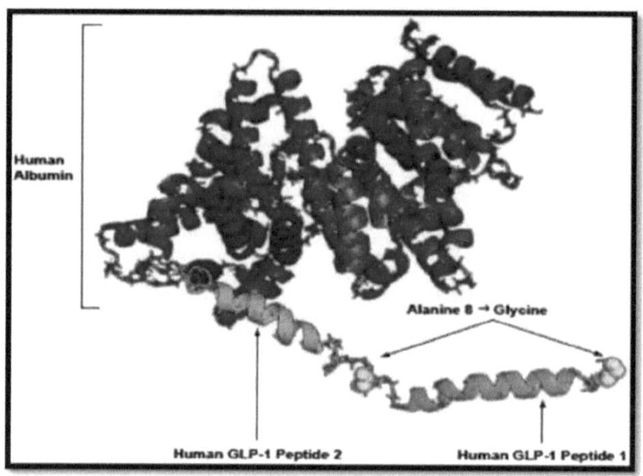

Figura 6. Estrutura teórica do Albiglutide (Rosenstock, 2009)

A segunda tendência é o desenvolvimento de activadores da glucocinase, que tem uma longa história [101, 102]. As células β pancreáticas e o fígado desempenham um papel fundamental na homeostasia da glucose no sangue [103]. Em ambos os órgãos, a glicose é transportada para o interior da célula pelo transportador de glicose de baixa afinidade GLUT2. A fosforilação da glucose pela glucocinase é o primeiro passo para iniciar a síntese de glicogénio no fígado [104] e a libertação de insulina nas células β [102]. A glucocinase - também conhecida como hexoquinase IV, hexoquinase D (ATP: d-glicose 6-fosfotransferase; EC 2.7.1.2) ou d-glicose - fosforila outras hexoses, como a d-frutose, a d-manose ou a 2-deoxi-d-glicose, por ATP, de acordo com a equação 4:

$$RCH_2OH + MgATP^{2-} \longrightarrow RCH_2-OPO_3^{2-} + Mg\,ADP^- + H^+ \qquad (Eq.\ 4)$$

A glucoquinase tem um Km mais elevado (6-10 mM) para a glucose do que as outras hexoquinases, que ficam saturadas a esta concentração. Por conseguinte, apenas a atividade da glucoquinase se correlaciona com os aumentos fisiológicos das concentrações de glicose no sangue, desde os níveis de jejum (5 mM) até aos níveis pós-prandiais (10-15 mM). É por esta razão que a glucoquinase é frequentemente considerada um "sensor de glucose" na célula β [105] e o conceito de "glucostato" foi desenvolvido [106]. Como sensor, determina a taxa e a concentração limite de glucose (~5 mM) necessárias para iniciar a cascata de sinalização que conduz à libertação de insulina [107]. Na Figura 7, são resumidos vários papéis da glucoquinase, incluindo os das células β e do fígado.

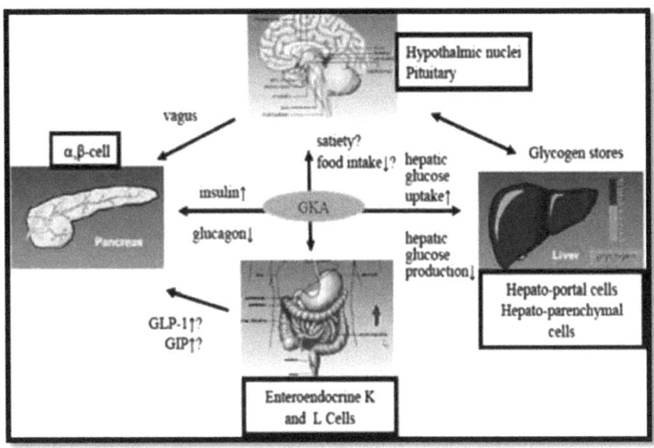

Figura 7. Papel da glucocinase em vários tecidos (Verspohl, 2012)

Sarabu, et al [108, 109] descreveram um modelo farmacofórico do grupo químico heterogéneo da maioria das classes conhecidas de activadores da glucoquinase. As principais caraterísticas estruturais são comuns aos activadores da glucoquinase centrados num único átomo (carbono ou azoto) e centrados em anéis aromáticos, incluindo três ligações, duas das quais são grupos hidrofóbicos (sendo pelo menos uma constituída por uma estrutura de anel aromático) e a outra contribui com um par dador-acetor de ligações de hidrogénio. O estabelecimento de uma estrutura cristalina da glucocinase humana recombinante foi principalmente impulsionado pela disponibilidade de activadores da glucocinase [110]. Para o local do ativador alostérico, foram identificados até nove aminoácidos de contacto, dependendo da química do fármaco, incluindo Val62, Arg63, Glu210, Ile211, Tyr214, Tyr215, Met235, Val452 e Val455. A ligação entre a cinética enzimática e as relações estrutura-atividade (SAR) ainda não foi suficientemente investigada [101, 110, 111].

O aumento da produção de aniões superóxido induzido pela hiperglicemia leva à diminuição da atividade da glicerinaldeído-3-fosfato desidrogenase e ao consequente aumento da atividade das vias alternativas, incluindo as vias do poliol, da hexosamina, do diacilglicerol, da PKC e dos AGE. As vias da glicose durante a hiperglicemia resultam principalmente em disfunções celulares. O metabolismo excessivo da glicose gera NADH e sobrecarrega a cadeia de transporte de electrões, causando stress oxidativo. Por último, muitas vias podem ser activadas, conduzindo à inflamação e à disfunção neuronal[112-114] (Figura 8).

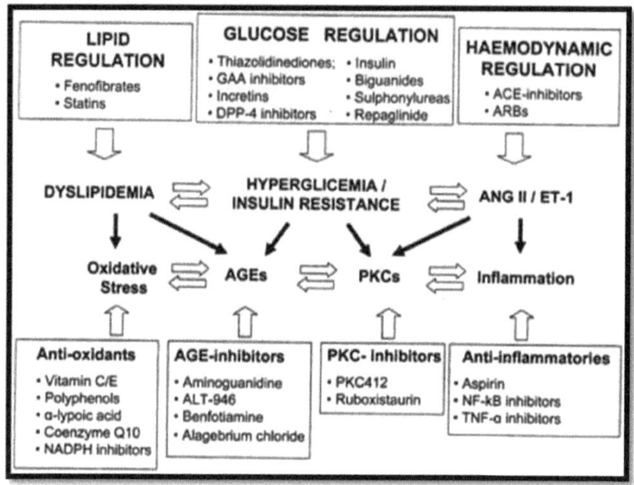

Figura 8. Factores fisiopatológicos (Conway, 2009)

Alguns métodos para atenuar ou evitar as complicações diabéticas incluem a) Inibição do aumento do fluxo de glicose através da via do poliol (inibição da aldose redutase); b) Inibição do aumento da formação de produtos finais de glicação avançada (AGE); c) Inibição das isoformas da proteína quinase C (PKC); d) Inibição do aumento da via de biossíntese da hexosamina; e) Inibição das espécies reactivas de oxigénio (ROS) e da formação de superóxido; f) Inibição da secreção do fator de crescimento transformador-β (TGF-β); g) Ativação da transcetolase e inibição da poli(ADP-ribose) polimerase (PARP).

No entanto, as funções fisiológicas normais, como o esvaziamento gástrico (abrandamento) ou a reabsorção renal de glicose (bloqueio para aumentar a perda de glicose), também podem ser alvos potenciais de futuras terapias. Uma possibilidade é a análise exaustiva da expressão genética de tecidos críticos para compreender a assinatura molecular da diabetes tipo 2. A análise em série de técnicas de expressão genética tornou possível comparar os níveis de etiquetas entre bibliotecas independentes e identificar genes anteriormente não reconhecidos com novas funções que podem ser importantes no desenvolvimento de doenças. Esta análise em série de abordagens baseadas na expressão genética pode levar à identificação de novos alvos terapêuticos para o tratamento da diabetes tipo 2 e das suas complicações.

Em algumas áreas, observam-se grandes progressos (por exemplo, a área das incretinas) [96-100]; noutras, não são óbvios grandes progressos (por exemplo, os activadores da glucocinase) [101-109], e outras áreas não são recomendadas para investigação futura.

4.3. Utilizações de compostos organofosforados como antidiabéticos

Vários medicamentos como a Metformina®, Biguanidas®/Metformina® (Glucovance), sulfonil-ureias/Metformina (Glibenclamida) e outros estão atualmente disponíveis para reduzir a hiperglicemia na diabetes mellitus. Apesar da sua utilização generalizada, nenhum dos agentes atualmente disponíveis é ideal; cada um tem os seus defeitos e efeitos secundários [115]. Assim, a busca contínua de novos agentes antidiabéticos que sejam mais eficazes e seguros é um alvo de pesquisa de muitos investigadores.

Sabe-se que os ésteres fosfóricos heterocíclicos funcionam como agentes hiperglicémicos e hipoglicémicos em diferentes concentrações [115-118], por exemplo, o diisopropil-fosforofluoridato tem a atividade de reduzir o nível de glicose (hipoglicemia) [116]. Além disso, estudos sobre o efeito dos compostos organofosforados (OPC) no metabolismo dos hidratos de carbono mostraram um aumento da glicose no sangue em vários constituintes do cérebro de ratos após tratamento com malatião [117] (Estrutura 1). No entanto, os níveis de glicogénio diminuíram no fígado de ratos quando tratados com Ciclorovos [118] (Estrutura 2).

Structure 1   Structure 2

Há alguns anos atrás, Abdou, et al [84, 85] avaliaram a atividade antidiabética de fosfonatos de 6,6 e 6,5 membros substituídos, os resultados da % de potência dos fosfonatos testados *vs* níveis de glicose no sangue de ratos diabéticos foram apresentados enquanto a Glibenclamida foi utilizada como padrão de referência. Os fosfonatos testados mostraram um efeito de hipoglicemia que pode diminuir os níveis de glicose no sangue em ratos diabéticos. O rastreio do efeito antidiabético dos produtos testados foi efectuado em solução etanólica em ratos diabéticos induzidos por estreptozotocina de forma dependente da duração. A injeção de estreptozotocina induziu diabetes mellitus II, que pode ser devida à destruição das células β das ilhotas de Langerhans, como proposto por outros [119]. Após 7 dias e 14 dias, a suplementação com soluções etanólicas dos compostos testados resultou numa diminuição significativa do nível de glicose no sangue em jejum em relação aos ratos diabéticos, mas sem alteração significativa do nível de glicose no sangue em jejum em relação ao controlo, o que reforça ainda mais a ação antidiabetogénica destes compostos. O nível de glicose no sangue em jejum de todos os animais antes do tratamento estava dentro do intervalo normal, mas foi significativamente elevado após 24 horas de injeção de estreptozotocina em relação ao nível de controlo. Os resultados do rastreio mostraram que os fosfonatos testados apresentam um efeito potente a moderado na diabetes mellitus II, sugerindo uma nova geração de fármacos antidiabetogénicos [84, 85]. Atualmente, tem havido um regresso aos estudos laboratoriais que estão a ajudar a resolver a forma como estes OPC podem funcionar a nível celular. Consequentemente, o seu potencial terapêutico está a ser gradualmente realizado. A viagem, como é habitual, começou com a química, que levou a estudos laboratoriais relacionados com o mecanismo de ação destes OPC como agentes antidiabéticos.

5. conclusões e perspectivas

Em resumo, a descoberta e o desenvolvimento de compostos de fósforo como uma importante classe de fármacos para o tratamento de muitas doenças tem sido uma saga fascinante que ainda não está concluída. A introdução dos bisfosfonatos em oncologia alterou drasticamente o tratamento de doentes com doença óssea metastática. Particularmente notável é a sua atividade anticancerígena. Além disso, muitos estudos provaram que os aminofosfonatos apresentavam uma promissora atividade antimicrobiana, antioxidante e anticancerígena. Os compostos de fósforo, incluindo fosfitos, fosfonitos e fosfonatos, constituem agentes importantes para a estabilidade oxidativa durante várias operações. Dependendo da sua estrutura e propriedades de eliminação, os fosfitos e fosfonatos podem atuar como antioxidantes primários e secundários. Além disso, os relatórios na literatura também mostraram a capacidade de muitos fosfonatos para inibir a LPO no homogenato de cérebro de rato e a taxa de hemólise de eritrócitos. Consequentemente, é necessária uma análise cuidadosa dos potenciais benefícios dos compostos de fósforo como agentes antioxidantes.

Por outro lado, e no que diz respeito à diabetes mellitus tipo 2, apesar de estarem atualmente disponíveis vários fármacos para reduzir a hiperglicemia e apesar do seu uso generalizado, nenhum dos agentes atualmente disponíveis é ideal. Assim, a procura contínua de novos agentes antidiabéticos, mais eficazes e seguros, que possam envolver a OPC, é o alvo de uma investigação futura. Apesar da síntese de centenas de compostos, nenhuma relação estrutura-efeito foi claramente desvendada até à data.

6. Referências

1. . Mader, M. M., Bartlett P. A. *Chem. Rev.* **1997**, 97, 1281-1301.

2. Holla, B. S., Ashok, M. *Phosphorus, Sulfur, Silicon, and Relat. Elem.* **2007**, 182, 981-991.

3. Bul, E. O. J., Naidu, M. S. R. *Phosphorus, Sulfur, Silicon, and Relat. Elem.* **2000**, 162, 231-243.

4. . Gilard, V., Martino, R., Malet-Martino, M., Niemeyer, U., Pohl, J. *J. Med. Chem.* **1999**, 42, 2542-2560.

5. . Maier, L., Diel, P. J. *Phosphorous Sulphur and Silicon*, **1991**, 57, 57-64.

6. Leon, A., Liu, L., Yang, Y., Hudock, M. P., Hall, P., Yin, F., Studer, D., Puan, K. J., Morita, C. T., Oldfield, E. *J. Med. Chem.* **2006**, 49, 73317341.

7. . Kafarski, P., Lejczak, B. *Curr. Med. Chem. Anticancer Agents*, **2001**, 1, 301312.

8. Gouverneur, V., Lalloz, M. N. *Tetrahedron Lett.* **1996**, 37, 6331-6334.

9. Yoneda, T., Sasaki, A., Dustan, C., William, P. J., Bauss, F., De Clerck, Y. A., Mundy, G. R. *J. Clin. Invest.* **1997**, 99, 2509-2517.

10. . Ross, J. R., Saunders, Y., Edmonds, P. M. *BMJ*, **2003**, 327, 469-474.

11. . Tim, V. W., Manon, T. H., Eric, F., Jan, B. V. *The Oncologist,* **2009**, 14, 181-191.

12. Sanders, J. M., Ghosh, S., Chan, J. M., Meints, G., Wang, H. Raker, A. *J. Med Chem.* **2004**, 47, 375-84.

13. . Thompson, K., Rogers, M. J. *J. Bone Miner Res.* **2004**, 19, 278-288.

14. . Graham, R., Russell, G. *Bone*, **2011**, 49, 2-19.

15. Waldmann, H., Bialy, L. *Angew. Chem.* **2005**, 44, 3814-3819.

16. . Gautier, A., Garipova, G., Salcedo, C., Balieu, S., Piettre, S. R. *Angew. Chem. Int. Ed.* **2004**, 43, 5963-5967.

17. Drakc, M. T., Cremers, S. C. *Mol. Interv.* **2010**, 10,141-52.

18. Martin, T. J., Grill, V. *Australian Prescriber,* **2000**, 23, 130-132.

19. Fernandes, C., Leite, R., Rodrigo, S., Lancas, F. M. *Química Nova*, **2005**, 28, 274. *Chem. Abstr.* **2005**, *142*, 366626.

20. . Papapoulos, S. E. *Nature Reviews Rheumatology*, **2013**, 9, 263-264.

21. . Boikos, S. A., Hammers, H. J. *Journal of Clinical Oncology (JCO)*, **2012**, 30, e299.

22. . Saunders, Y. *Palliat Med.* **2004**, 18, 418-431.

23. Hung, S. H., Tsai, W. Y., Tsao, P. N., Chou, H. C., Hsieh, W. S. *Journal of the Formosan Medical Association*, **2003**, 102, 801-804.

24. . Graham R., Russell G. *Bone*, **2011**, 49, 2-19.

25. McClung M. R. *J. Clin. Densitom.* **2010**, 13, 132.

26. Reid I. R., Brown J. P., Burckhardt P., Horowitz Z., Richardson P. Trechsel U. N., *Engl. J. Med.*, **2002**, 346, 653-661.

27. van-Beek, E., Lowik, C., van der Pluijm, G., Papapoulos, S. *J. Bone Miner. Res.* **1999**, 14, 722-729.

28. Clezardin, P., Ebetino, F. H., Fournier, P. G., *Cancer Res.* **2005**, 65, 49714974.

29. Abdou, W. M., Ganoub, N. A., Fahmy, A. F. M., Shaddy, A. A. *Monatsh. Chem.* **2006**, 136, 105-116.

30. Abdou, W. M., Khidre, R. E., Kamel, A. A. *Arch. Pharm. Chem. Life Sci.* **2012,** 345, 123-136.

31. Abdou, W. M., Khidre, M. D., Sediek, A. A. *A conceção e síntese de enxofre e azoto contendo ácidos bifosfónicos e o seu papel na oncologia, em: V. G. Kartsev (Ed.), A química e a atividade biológica de compostos sintéticos e naturais, aspectos modernos da química de heterociclos, Academia Russa de Ciências Naturais*, 2010, pp. 209-212.

32. Abdou, W. M., Shaddy, A. A. *J. Med. Chem. Res.* **2010**, 19, 39-40.

33. Abdou, W. M., Khidre, R. E., Shaddy, A. A. *J. Heterocyclic Chem.* **2013**, 50, 33-41.

34. Abdou, W. M., Kamel, A. A., Shaddy, A. A. *Eur. J. Med. Chem.* **2010**, 45, 5217-5224.

35. Abdou, W. M., Shaddy, A. A. *Arkivoc,* **2009**, 14,143-182.

36 . Abdou, W. M., Ganoub, N. A., EL-Khoshnieh, Y. O. *Synlett*, **2003**, 785-790.

37 . Prasad, G. S., Rao, G. N. *Journal of Modern Medicinal Chemistry,* **2013**, 1, 49-60.

38 . Moonen, K., Laureyn, I., Stevens, C. V. *Chem Rev.* **2004**, 104, 6177-6185.

39 . Laureyn, I., Stevens, C. V., Soroka, M., Malyse, P. *Arkivoc,* **2003**, 6, 102 115.

40 . Kafarski, P., Lejczak, B. *Química Medicinal Atual - Agentes Anti-Cancerígenos,* **2001**, 1, 301-312.

41. Abdel-Monem, W. R. *Eur. J. Chem.* **2010**, 1, 168-172.

42 . Schug, K. A., Lindner, W. *Chem. Rev.* **2005**, 105, 67-114.

43. Wrobleski, S. T., Lin, S., Hynes, J. *Jr.* Wu, H., Pitt, S. *Bioorg. Med. Chem. Lett.* **2008**, 18, 2739-2744.

44. Yokomatsu, T., Yoshida, Y., Shibuya, S. *J. Org. Chem.* **1994**, 59, 79307933.

45 . Chandrasekhar, S., Narsihmulu, Ch., Shameen, S. S., Saritha, B., Jayaprakash, S. *Synlett,* **2003**, 505-506.

46 . Takahashi, H., Yoshioka, M., Imai, N., Onimura, K., Kobayashi, S. *Synthesis,* **1994**, 8, 763-764.

47 . Heydari, A., Karimian, A., Ipaktschi, J. *Tetrahedron Lett.* **1998**, 39, 67296732.

48 . Azizi, N., Saidi, M. R. *Eur. J. Org. Chem.* **2003**, 46, 30-33.

49 . Lee S., Park J. H., Kang J, Lee J. K., *J. Chem. Soc. Chem. Commun.* **2001**, 1698-1699.

50. Akiyama, T., Sanada, M., Fuchibe, K. *Synlett,* **2003**, 1463-1464.

51. Abdou, W. M., Barghash, R. F., Bekhiet, M. S. *RSC Org. Advances,* **2013**, 1528-1540.

52. Shaddy, A. A., Kamel, A. A., Abdou, W. M. *Synth. Commun.* **2013**, 43, 236252.

53 . Abdou, W. M., Barghash, R. F., Sediek, A. A. *Eur. J. Med. Chem.* **2012**, 57, 362-372.

54. Abdou, W. M., Barghash, R. F., Bekheit, M. S. *Arch. Pharm. Chem. Life Sci.* **2012**, 345, 884-895.

55. Kamel, A. A., Geronikaki, A., Abdou, W. M. *Eur. J. Med. Chem.* **2012,** 51, 239-249.

56. Abdou, W. M., Kamel, A. A., Khidre, R. E., Geronikaki, A., Ekonomopoulou, M. T. *Chem. Biol. & Drug Des.* **2012**, 79, 719-730.

57. Abdou, W. M., Barghash, R. F. Khidre, R. E. *Monatsh. Chem.* **2013**, 144, 1233-1242.

58 . Hirschmann, R., Smidt, A. B., Taylor, C. M., Benkovic, P. A., Taylor, S. D., Yager, K. M., Sprengeler, P. A., Benkovic, S. J. *Science*, **1994**, 265, 234237.

59 . Meyer, F., Laaziri, A., Papini, A. M., Uziel, J., Juge, S. *Tetrahedron*, **2004**, 60, 3593-3597.

60. Smith, W. W., Bartlett, P. A. *J. Am. Chem. Soc.* **1998**, 120, 4622-4628.

61. Para exemplos e aplicações de diferentes β-amino-fonatos/ácidos fosfónicos   de ocorrência natural, ver, por exemplo *Aminophosphonic and aminophosphinic acids, chemistry and biological activity*, ed. V. P. Kukhar, H. R. Hudson, John Wiley and Sons, NY, 2000.

62. He, X. P., Xie, J., Tang, Y., Li, J., Chen, G. R. *Curr. Med. Chem.* **2012**, 19, 2399-2405.

63 . Butnariu, M., Grozea, I. *J. Bioequiv. Availab.* **2012**, 4, xvii-xix.

64 . Sugioka, K., Shimosegawa, Y., Nakano, M. *FEBS Letters*, **1987**, 210, 37-39.

65 . Pacheco, J., Gonsebatt, M. *Mutation Research/Genetic Toxicology e Mutagénese Ambiental*, **2009**, 674, 137-147.

66. Evans, P., Halliwell, B., *British Journal of Nutrition*, **2001**, 85, 67S-74S.

67. Potenza, N., Papa, U., Russo, A. *Cell Biol. Int.* **2009**, 33, 734-738.

68 . Aruoma, O. I., *J. Amer Oil Chemists' Soci.* **1998**, 75, 199-212.

69 . Apel, K., Hir, H. *Annual Review of Plant Biology*, **2004**, 55, 373-399.

70 . Catala, A. *The International Journal of Biochemistry & Cell Biology*, **2006**, 38, 1482-1495.

71. Nurulain, S. M., Szegi, P., Tekes, K. *Naqvi S. N.* **2013**, 64, 169-77.

72 . Schwetlick, K., Pionteck, J., Habicher, T. W. D. *Eur. Polymer J.* **1987**, *23*, 383-388.

73 . Foldes, E., Maloschik, E., Kriston, I., Staniek, P., Pukanszky, B. *Polymer Degradation and Stability*, **2006**, 91, 479-487.

74 . Schwetlick, K., *In mechanism of polymer of degradation and stabillisation,* ed. Elsevier Applied Science, *Londres e Iorque* , 1990. Elsevier Applied Science, Londres e Nova Iorque, 1990.

75 . Hall, G. H., Neal, M. A., Jenkins, S. D., Siddiqui, J. A. US6827897 B2, 2004, US 09/818,334.

76 . Vulic, I., Vitarelli, G., Zenner, J. M. *Polymer Degradation and Estabilidade,* **2002**, 78, 27-34.

77. Schwetlick, K., Habicher, W. D. *Die Angewandte Makromolekulare Chemie*, **1995**, 232, 239-246.

78. Habiche, W. D., Bauer, I., Posp^sil, J. *Macromolecular* Symposia, **2005**, 225, 147-164.

79. Lester, P. J. Burton, *US 4912155 A*, **1987**.

80. Schwetlick, K., Konig, T., Ruger, C., Pionteck, J., Habicher, W. D. *Polymer Degradation and Stability,* **1986**, 15, 97-108.

81 . Schwetlick, K., Pionteck, J., Winkler, A., Hfihner, U., Kroschwitz, H., Habicher, W. D. *Polymer Degradation and Stability*, **1991**, 31, 219-228.

82. Ahmed, O. M., Hussein, A. M., Ahmed, R. R. *Med . Chem.* **2012**, 2, 20-28.

83. De la Cruz, J. P., Carrasco, T., Ortega, G., Sanchez, C. F. *Lipids*, **1992**, 27,

192-194.

84. Kamel, A. A., Khidre, M. D., Abdou, W. M. *Heterocyclic Chemistry*, **2015**, 52, 1654-1662.

85. Abdou, W. M., Ganoub, N. A., Barghash, R. F. *Synth. Commun.* **2014**, 44, 2669-2678.

86. Rosenbloom, A. L., Joe, J. R., Young, R. S., Winter, W. E. *Diabetes Care,* **1999**, 22, 345-354.

87. Kamaeswara, B. R., Giri, R., Kesavulu, M. M., Apparao, C. H, *J. Ethno- pharmacol.* **2001**, 74, 69-74.

88. Zimmet, P., Alberti, K. G., Shaw, J. *Nature,* **2001**, 414, 782-787.

89. Caro, J. F., Triester, S., Patel, V. K., Tapscott, E. B., Frazier, N. L., Dohm, G. L. *Hormone and Metabolic Research,* **1995**, 27, 19-22.

90 . Stride, A., Shields, B., Gill-Carey, O., Chakera, A. J., Colclough, K., Ellard, S., Hattersley, A. T. *Diabetologia,* **2014**, 57, 54-56.

91. Gloyn, A. L. *Hum   . Mutat.* **2003**, 22, 353-362.

92. Gloyn, A. L. *Front diabetes, in Glucokinase and Glycemic Disease: From Basics to Novel Therapeutics,* Matschinsky F. M., Magnuson M. A. (eds), 16, pp 92-109, Karger, Basel, 2004.

93. Abdul-Ghani, M. A., DeFronzo, R. A. *Endocr. Pract.* **2008**, 14, 782-790.

94. Agius, L. *Biochem.* **2008**, 414, 1-18.

95. Takagi C, Bursell S. E., Lin Y. W., Takagi H., Duh E., Jiang Z., Clermont A. C., King G. L. *Invest. Ophthalmol. Vis. Sci.* **1996**, 37, 2504-2518.

96 . Deacon, C. F., Carr, R. D., Holst, J. J. *Frontiers in Bioscience,* **2008**, 13, 1780-1794.

97. Verspohl E. J. *Pharmacol. Ther.* **2009**, 124, 113-138.

98. Rosenstock, J., Reusch, J., Bush, M., Yang, F., Stewart, M. *Diabetes Care,* **2009**, 32, 1880-1886.

99. Trujillo, J. M., Nuffer, W. *Ann Pharmacother.* **2014**, 48, 1494-1501.

100. Yabe, D., Kuwata, H., Usui, R., Kurose, T., Seino, Y. *Current Medical Research & Opinion. Informa Healthcare,* **2015**, 31, 1267-1270.

101. Priyadarsini, R. L., Namratha, J. R., Reddy, D. R. *International Journal of Pharmacy and Pharmaceutical Sciences,* **2012**, 4, 81-87.

102. Pal, M. *Curr. Med. Chem.* **2009**, 16, 3858-3874.

103 . Bae, J., Kim, T., Kim M., Park, J., Ahn, Y. *Sensors,* **2010**, 10, 5031-5053.

104. Matschinsky, F. M. *Nat. Rev. Drug Discov.* **2009**, 8, 399-416.

105. Matschinsky, F. M., *Diabetes,* **2002**, 51, S394-S404.

106. Verspohl, E. J. *Pharmacological Reviews,* **2012**, 64, 188-237.

107. Grimsby, J., Matschinsky, F. M., Grippo, J. F. *Discovery and actions of glucokinase activators, in Glucokinase and Glycemic Disease: From Basics to Novel Therapeutics,* Matschinksy, F. M., Magnuson, M. A. (eds), 16, pp 360-378, Karger, Basel, 2004.

108 . Sarabu, R., Berthel, S. J., Kester, R. F., Tilley, J. W. *Expert Opin. Ther. Pat.* **2008**, 18, 759-768.

109 . Grimsby, J., Berthel, S. J., Sarabu, R., *Curr. Top. Med. Chem.* **2008**, 8, 1524-1532.

110. Dunten, P., Swain, A., Kammlot, U., Crowther, R., Lukacs, C. M., Levin, W., Reik, L., Grimsby, J., Corbett, W. L., Magnuson, M. A., Matschinsky, F. M., Grippo, J. F. *Crystal structur of human liver glucokinase bound to a small molecule allosteric activator. Insights into the activating mutations, in Glucokinase and Glycemic Disease: From Basics to Novel Therapeutics Front Diabetes,* Matschinsky F.M., Magnuson M. A. (eds.), 16, pp 145-154,

Karger, Basel, 2004.

111   . Kamata, K., Mitsuya, M., Nishimura, T., Eiki, J., Nagata, Y. *Structure,* **2004**, 12, 429-438.

112.   Gnudi, L., Gruden, G., Viberti, G. *Pathogenesis of diabetic nephropathy, in Textbook of Diabetes,* Pickup JC, Williams G (eds), pp 52.1-53.21, Blackwell Science, Oxford, 2003.

113.   Conway, B. R., Maxwell, A. P. *Nephron.* **2009**, 112, 213-221.

114   . Obrosova, I. G. *Neurotherapeutics,* **2009**, *6,* 638-647.

115.   Shu, Y., Sheardown, S. A., Brown, C., Owen, R. P., Zhang, S., Castro, R. A., Ianculescu, A. G., Yue, L., Lo, J. C., Burchard, E. G., Brett, C. M., Giacomini, K. M. *J. Clin. Invest.* **2007**, 117, 1422-1431.

116.   Chatterjee, A. K., Kaveeshwar, U. *Defence Science Journal, 1991, 41,* 143147.

117   . Al-Ghanim, K. A. *Investigação Científica e Ensaios, 2012,* 7, 1674-1680.

118   . Lakshmanan, S., Rajendran, A., Sivasubramaniyan, C. *International Journal of Research in Biological Sciences, 2013,* 3, 34-38.

119.   Kavalali, G. H., Tuncel, S., Goksel, H. H., Hatemi, J. *Ethnopharmacol. 2002,* 84, 241-245.

****

CAPÍTULO 3

GEM-DIFOSFONATOS: O MOTIVO DE DIVERSOS
IMPORTÂNCIA BIOLÓGICA E MEDICINAL

POR:

Wafaa Abdou, Reham Barghash

Divisão das Indústrias Químicas, Investigação Nacional Elbehouth St.
Dokki, 12622, Dokki, Cairo, Egito

BISFOSFONATOS: NOVOS QUIMIO-SELECTIVOS
FERRAMENTAS DE MODIFICAÇÃO EM FARMACOLOGIA

Este trabalho foi publicado em: J. Pharmacy & Phamacology (JPP). **2015,** 3, 135159.

1. Introdução

Recentemente, comemorou-se o 50º aniversário da publicação de um trabalho de referência por Herbert Fleisch e colegas em 1968, descrevendo a influência in vitro e in vivo dos bifosfonatos - na altura erradamente designados por difosfonatos - na precipitação e dissolução do fosfato de cálcio [1, 2]. Esta investigação abriu caminho ao estudo dos efeitos destes agentes sobre a hidroxiapatite, e à sua primeira aplicação terapêutica num doente com miosite ossificante apenas um ano mais tarde [3, 4].

Os BPs são compostos orgânicos sintéticos caracterizados por um grupo P-C-P na espinha dorsal. Por conseguinte, são análogos quimicamente estáveis dos pirofosfatos inorgânicos (PP) que ocorrem naturalmente. Ao contrário dos PPi, os BPs são resistentes à decomposição por hidrólise enzimática. Os bisfosfonatos (BPs) foram desenvolvidos em 1865 e foram inicialmente utilizados como herbicidas, amaciadores de água, amaciadores de água em sistemas de irrigação utilizados em laranjais, detergentes e aditivos para pastas de dentes. No entanto, os BPs foram investigados pela primeira vez na década de 1960 em distúrbios do metabolismo ósseo. Nos últimos anos, os BPs da década de 1980 estão bem estabelecidos na indústria farmacêutica como uma das principais classes de medicamentos para o tratamento de doenças ósseas.

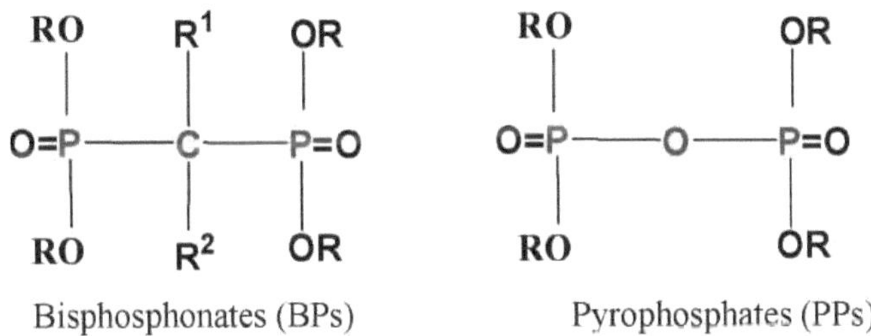

Além disso, a introdução dos gemodifosfonatos (conhecidos como bifosfonatos, *BPs*) em oncologia alterou drasticamente o tratamento de doentes com doença óssea metastática. Neste manuscrito, analisámos minuciosamente o conjunto de ensaios clínicos disponíveis que apoiam a utilização de bifosfonatos neste contexto e revimos a investigação nova e em curso. Além disso, resumimos os

Os dados que demonstram os benefícios da utilização de BPs na prevenção da perda óssea induzida pelo tratamento e a intrigante evidência emergente sobre o potencial antitumoral de alguns destes agentes quando utilizados no contexto adjuvante. Finalmente, abordámos a necessidade de uma consideração cuidadosa dos potenciais benefícios da terapêutica com BPs e o risco de osteonecrose, uma toxicidade tardia recentemente reconhecida da sua utilização.

1.2. Antecedentes

Embora os nossos ossos pareçam sólidos e estáveis, na realidade estão em constante renovação. Células especializadas chamadas osteoclastos retiram o cálcio usado do osso, enquanto outras células chamadas osteoblastos o substituem. Em alguns casos, por exemplo, após a menopausa, este processo pode ficar desequilibrado. O cálcio começa a sair dos ossos mais rapidamente do que pode ser substituído, levando a uma doença de ossos frágeis chamada osteoporose (Figuras 1 e 2). Os medicamentos BP compactam este problema reduzindo a atividade dos osteoclastos e abrandando a perda de cálcio do osso. Assim, são prescritos às mulheres na menopausa tanto para prevenir a osteoporose como para fortalecer os ossos. Também é utilizado no tratamento da hipercalcemia resultante da terapia com medicamentos esteróides... etc.

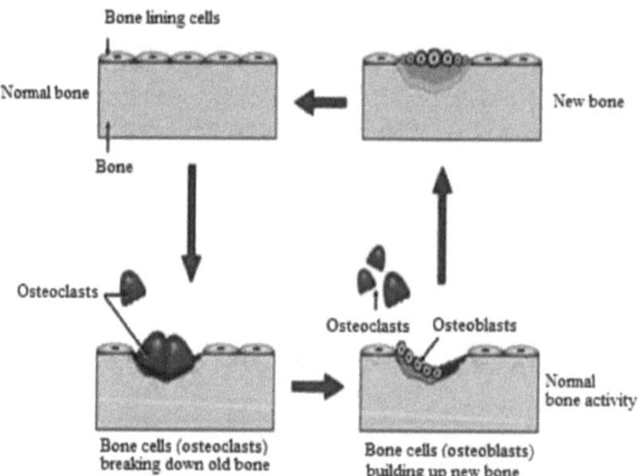

Figura 1: Modo proposto de ação normal dos BPs

Os BPs inibem de forma potente a formação de osteoclastos e a reabsorção óssea, independentemente do estímulo patogénico. Inibem potentemente a reabsorção óssea numa variedade de modelos de doenças ósseas benignas e/ou malignas, independentemente dos tipos de tumores; preservam a arquitetura e a resistência óssea; novos efeitos anti-angiogénicos e anti-dor; e reduzem o número e o tamanho das metástases ósseas em modelos de osteólise induzida por tumores.

- ❖ Bone is always in an active state of remodeling (build up/break down)

- ❖ Resorption: stimulated osteoclasts erode bone, creating a cavity

- ❖ Reversal: bone surface is prepared for osteoblasts to begin forming bone

- ❖ Formation: osteoblasts replace desorped bone and fill the cavity with new bone

- ❖ Resting: bone surface rests until a new remodeling cycle begins.

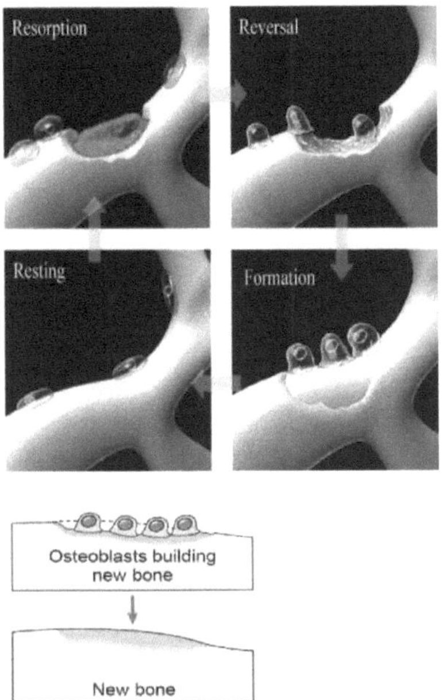

Figura 2. Biologia óssea normal *(Diagrama que mostra a remodelação óssea, Cancer Help UK)*

2.3 Bases bioquímicas dos mecanismos de ação dos BPs

Vários estudos indicam que os BPs podem ser classificados em pelo menos dois grupos com diferentes modos de ação. Os BPs que mais se assemelham ao pirofosfato (como o Clodronato® e o Etidronato®) podem ser metabolicamente incorporados na cadeia de fosfato de compostos contendo ATP, de modo a tornarem-se não hidrolisáveis. Os análogos de ATP que contêm P-C-P inibem a função celular e podem levar à apoptose e à morte dos osteoclastos. Os BPs mais potentes, contendo azoto (como o Pamidronato e o Risedronato®) não são metabolizados desta forma, mas actuam diretamente sobre as enzimas hepáticas (especialmente as GTPases) que levam à perda de atividade dos osteoclastos e à indução de apoptose (Figura 3). Estes diferentes modos de ação podem ser responsáveis por diferenças subtis entre os compostos em termos dos seus efeitos clínicos [4]. Recentemente, a terceira geração de *N-MBPs* que contêm uma porção de azoto livre como uma das cadeias laterais reconheceu uma elevada especificidade óssea [5].

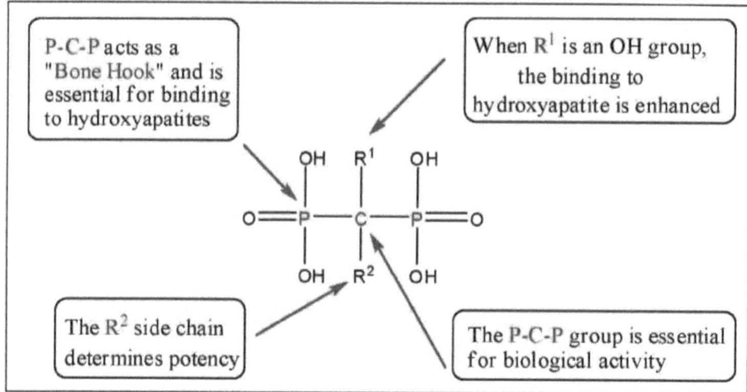

Figura 3. Alguns exemplos:

Figura 4. Relação Estrutura-Atividade

Esta classe única de compostos de BPs apresenta uma vasta gama de tipos de estrutura e tem aplicações potenciais em diversas áreas terapêuticas que envolvem doenças microbianas [6], parasitárias [7], herbicidas [8], virais (HIV) [9], anti-inflamatórias [10, 11], artrite reumatoide [11-13] e cancro (Figura 5) [14-17]. No entanto, todos os BPs são semelhantes em termos dos seus efeitos inibitórios sobre a reabsorção óssea, mas parecem ter efeitos diferentes sobre outros agentes patogénicos. Neste artigo de revisão, centramo-nos apenas no papel dos BPs em oncologia.

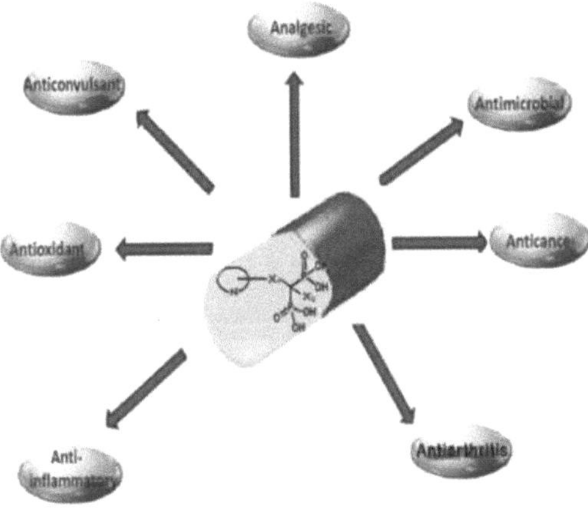

2. Farmacologia

2.1. Papel dos BPs em oncologia

Em oncologia, a introdução da terapia com bifosfonatos melhorou radicalmente a gestão e a prevenção de eventos relacionados com o esqueleto (SREs) associados a malignidade disseminada para os ossos, incluindo fracturas patológicas, dor óssea, mobilidade reduzida, compressão da medula espinal e hipercalcemia (Figura 6) [18,19]. Assim, as principais acções dos BPs podem ser resumidas da seguinte forma (Tabela 1 e Figura 7): > Regulam em níveis elevados as enzimas humanas farnesil pirofosfato sintase (hFPPS) e geranil-geranil pirofosfato sintase (hGGPPS).

- ❖ Actua sobre o Mevalonato (Fígado) [20] & Efeitos elevados sobre as enzimas humanas:
- ❖ Farnesil pirofosfato sintase (hFPPS) &
- ❖ Geranilgeranil pirofosfato sintase (hGGPPS).

Tabela 1. Importância clínica e prognóstico das metástases ósseas (*NCI, EUA, 1913; Int. Myeloma Foundation*)

U.S. Disease Prevalence		Bone Mets Incid. (%)	Median survival	U.S. Diseas Prevalence		Bone Mets Incid. (%)	Median survival
Myeloma	75-100	70-75	24	Thyroid	257	60	48
Renal	198	20-25	12	Lung	368	30-40	7
Melanoma	467	14-45	6	Breast	893	65-75	24
Bladder	582	40	6-9	Prostate	684	65-75	36

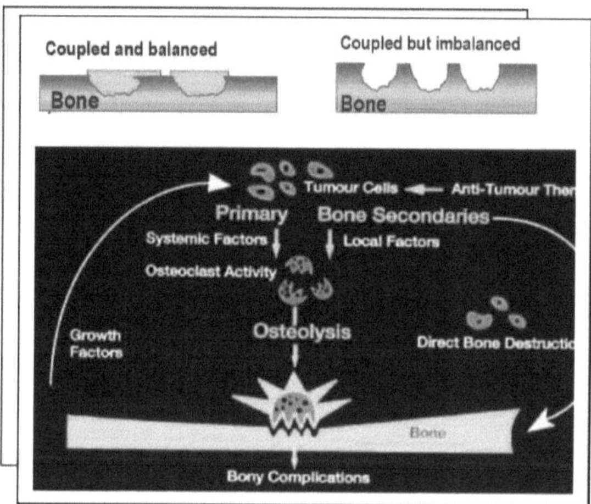

Figura 7: Metástases ósseas

2.2. Prevenção da perda óssea induzida pelo tratamento

O potencial benefício dos bifosfonatos para prevenir a perda óssea causada pela terapia endócrina no cancro da mama e da próstata foi previamente analisado (Figura 7) [21].

Em resumo, a terapia de privação de androgénio (ADT) em doentes com cancro da próstata leva a uma perda óssea clinicamente significativa que se traduz num risco de fratura mais elevado aos 5 anos de 19,4%, em comparação com 12,6% em não utilizadores ($p < .001$) [22]. Ensaios controlados por placebo demonstraram que o pamidronato (60 mg i.v. de 3 em 3 meses) pode manter a densidade mineral óssea (DMO) em doentes ($n = 43$) com cancro da próstata não metastático a receber um agonista da hormona libertadora de gonadotropina, e que o alendronato oral (70 mg uma vez por semana) não só previne a perda óssea como melhora a DMO em doentes ($n = 112$) em ADT (Figuras 9 e 10) [23]. No entanto, o ácido zoledrónico (4 mg i.v. uma vez ou de 3 em 3 meses) tem atualmente o maior volume de provas, com 4 ensaios clínicos aleatórios publicados ($n = 439$) que demonstram consistentemente um aumento da DMO, mesmo após uma única administração [24].

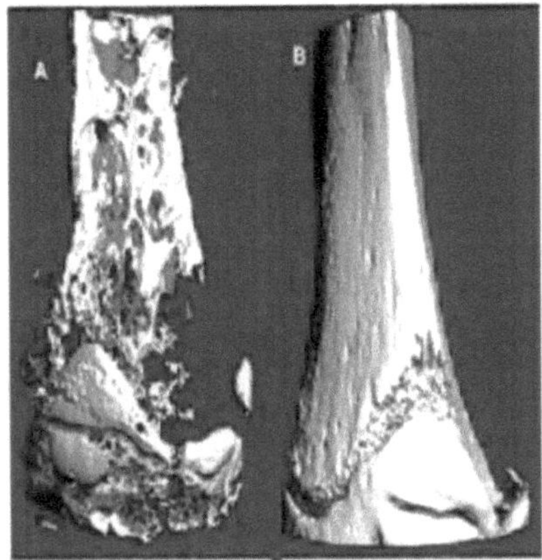

Figura 8: O efeito e os benefícios da aplicação de BPs em oncologia

(A) Imagem de microCT da tíbia direita do rato 6 semanas após a injeção intratibial de células cancerígenas da próstata humana PC-3 com propriedades líticas ósseas; (B) Imagem de microCT da tíbia direita do mesmo rato nu, tratado com BPs durante 8 semanas.

Do mesmo modo, as doentes com cancro da mama com insuficiência ovárica induzida por quimioterapia ou que recebem tratamento com inibidores da aromatase têm uma maior perda óssea anual que resulta numa maior incidência de fracturas (11%) do que as doentes tratadas com tamoxifeno (8%) [25]. Estudos anteriores sobre o benefício do tratamento com bifosfonatos nestas doentes mostraram que os bifosfonatos orais Clodronato ($n = 148$); Risedronato ($n = 53$) podem reduzir esta perda óssea, mas não a previnem completamente [26]; e o Ácido Zoledrónico, com três ensaios aleatórios ($n = 2.068$). Além disso, em mulheres pós-menopáusicas com cancro da mama em fase inicial a receber Letrozol, o ácido zoledrónico inicial previne a perda óssea de forma mais eficaz do que quando o tratamento é adiado até que a perda óssea seja documentada [27].

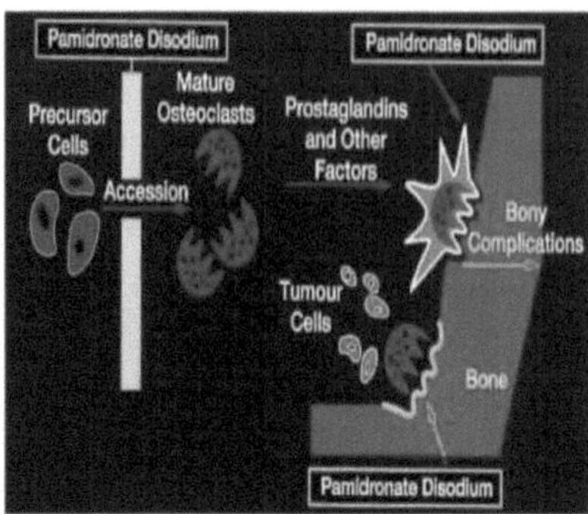

Figura 9: Modo de ação proposto dos BPs nas metástases ósseas

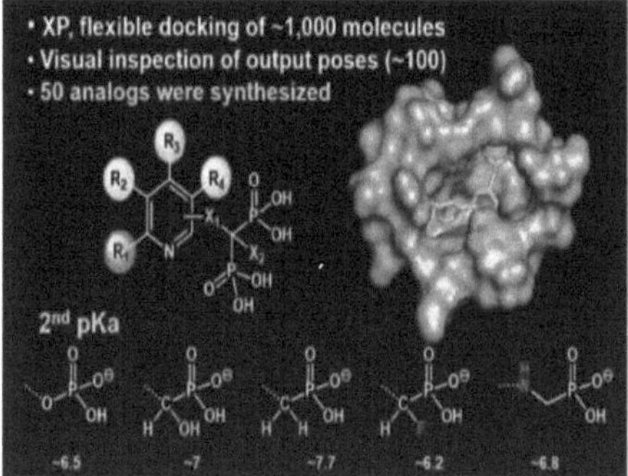

Figura 10: Rastreio in *silico* do inibidor de hFPPS

2.3. Evidências actuais que apoiam a utilização de bifosfonatos no mieloma múltiplo

O antigo Clodronato, que não contém nitrogénio, e os BPs mais potentes Pamidronato, Ibandronato e Ácido Zoledrónico foram estudados no mieloma múltiplo. Dois grandes ensaios controlados por placebo com Clodronato oral são de interesse, a par de um maior número de estudos mais pequenos e, na sua maioria, não controlados. Um ensaio, que utilizou 2400 mg/dia durante 24 meses ($n = 350$), concluiu que o número de doentes com progressão de lesões ósseas osteolíticas foi proporcionalmente inferior em 50% (24% versus 12%; $p = 0,026$) e que mais doentes atingiram um estado sem dor. Os doentes do segundo ensaio de Clodronato controlado com placebo ($n = 536$) receberam 1600 mg/dia e apresentaram, ao fim de 1 ano, uma redução de 50% na ocorrência de hipercalcemia grave (5% versus 10%; $p = 0,06$) e no número de fracturas não vertebrais notificadas (6,8% versus 13,2%; $p =$

66

0,04) [28]. Em contrapartida, apenas um ensaio controlado por placebo foi realizado com pamidronato i.v. (90 mg 4 vezes por semana) em doentes com mieloma múltiplo em fase III ($n = 392$) com pelo menos uma lesão osteolítica, mostrando, aos 9 meses, uma proporção significativamente mais baixa de doentes com um SRE (24% versus 41%; $p < 0,001$) e um número médio mais baixo de SREs por ano (1,1 versus 2,2; $p = 0,0006$). No entanto, um estudo subsequente controlado por placebo com pamidronato oral (300 mg/dia) não demonstrou qualquer efeito significativo nos SREs, presumivelmente devido à sua biodisponibilidade muito baixa e variável.

Para além de uma comparação aleatória de fase II de procura de dose com o Pamidronato ($n = 280$) que demonstrou uma eficácia igual, os resultados de um ensaio aleatório de fase III ($n = 518$), que demonstrou a não inferioridade do ácido zoledrónico em relação ao Pamidronato, constituem a base para a utilização deste potente bifosfonato no mieloma múltiplo. Ambos os ensaios recrutaram uma população mista de doentes com cancro da mama e mieloma múltiplo em estádio III. Finalmente, um grande ensaio de fase III com Ibandronato i.v. (2 mg mensais) foi negativo, sem diferença na morbilidade óssea ou na sobrevivência em doentes com mieloma múltiplo em fase II/III [29].

2.4. Cancro da mama

Para além de inibirem a reabsorção óssea, os bisfosfonatos também demonstraram ter efeitos antitumorais. *In vitro*, os bisfosfonatos inibem a proliferação e induzem a apoptose em células de cancro da mama humanas em cultura. Além disso, o tratamento com bifosfonatos interfere com a adesão das células do cancro da mama à matriz óssea e inibe a migração e a invasão celular. A combinação de bifosfonatos com outros fármacos anticancerígenos, como os taxóides, aumenta significativamente estes efeitos. Estas acções diretas recentemente reconhecidas dos bisfosfonatos nas células do cancro da mama indicam que estes agentes podem ter um papel mais importante a desempenhar no tratamento de doentes que sofrem de cancros com propensão para metastizar para o osso. Mais de 80% das mulheres com cancro da mama avançado acabam por desenvolver metástases ósseas que resultam numa morbilidade (e mortalidade) significativa. As metástases do cancro da mama no osso podem causar dores intratáveis, fracturas ósseas, compressão da medula espinal e hipercalcemia [19]. No entanto, a partir do momento em que as células do cancro da mama chegam ao microambiente ósseo, estimulam a reabsorção óssea com o subsequente aumento seletivo da atração e crescimento de novas células cancerígenas para o osso [27]. Por conseguinte, qualquer tratamento que vise a atenuação ou talvez mesmo a prevenção de metástases ósseas deve centrar-se na interrupção desta atração e crescimento, que estão envolvidos no início e na amplificação do processo metastático.

2.4.1 Correlação entre o cancro da mama e as PA

Para além de inibirem a reabsorção óssea, os BPs também demonstraram ter efeitos antitumorais. *In vitro*, os BPs inibem a proliferação e induzem a apoptose em células de cancro da mama humanas em cultura. Pelo menos 25% das doentes com cancro da mama desenvolvem metástases esqueléticas. A introdução de BPs em oncologia alterou drasticamente o tratamento de doentes com doença óssea metastática. Está provado que os BPs são os fármacos de eleição para: (a) Diminuir a reabsorção óssea na doença óssea tumoral; (b) A terapêutica induz uma diminuição da reabsorção óssea; (c) Levar a uma diminuição da hipercalcemia; (d) Uma diminuição de novas lesões osteolíticas e uma diminuição das fracturas; e levar a uma melhoria da dor e a uma melhoria da qualidade de vida (Figura 11).

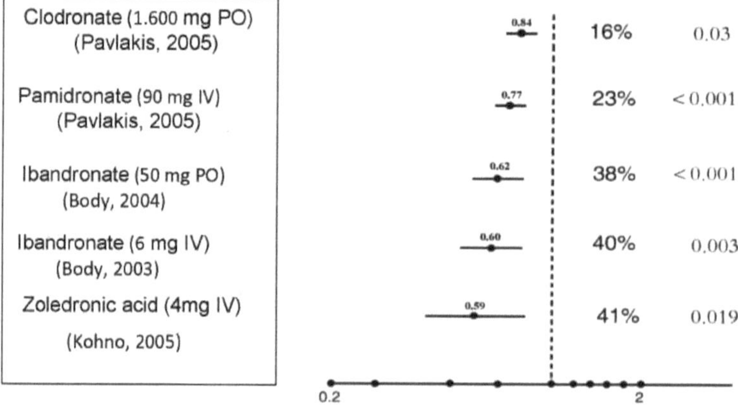

Figura 11. O papel dos BPs no cancro da mama

Na última década, foram realizados poucos estudos novos no âmbito do cancro da mama com metastização óssea, com os principais grupos de investigação a concentrarem-se na terapêutica adjuvante com bifosfonatos. Na doença metastática, as primeiras evidências de três ensaios controlados por placebo (total $n = 417$) sugerem que o Clodronato oral (800 mg/dia ou 1.600 mg/dia) resultou num número/taxa de eventos esqueléticos significativamente inferior (hazard ratio [HR], 0.84; intervalo de confiança de 95% [IC], 0,72-0,98), maior tempo até ao primeiro SRE, menor incidência de fracturas vertebrais e deformidade, e menor número total de episódios hipercalcémicos (terminais), e conduz a menos dor e a uma menor utilização de analgésicos (Figura 11) [30].

1.1.11. Visão geral do benefício do tratamento com BPs placebo sobre o risco de um acontecimento relacionado com o esqueleto no cancro da mama com metastização óssea

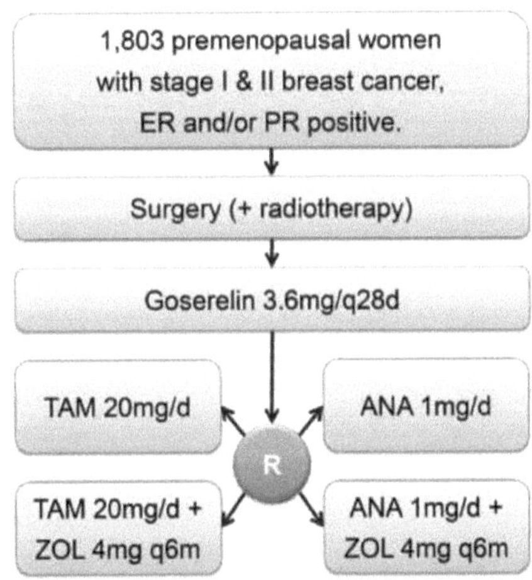

Figura 12: Desenho do ensaio 12 do grupo austríaco de estudo do cancro da mama e colorrectal que recrutou 1.803 mulheres na pré-menopausa entre 1999 e 2006 com cancro da mama em estádio I ou II e ER e/ou PR positivo. Todas as pacientes não receberam quimioterapia, exceto no tratamento neoadjuvante.

Abreviaturas: ANA, anastrozol; RE, recetor de estrogénio; RP, recetor de progesterona; q28d, de 28 em 28 dias; q6m, de 6 em 6 meses; TAM, tamoxifeno; ZOL, ácido zoledrónico. Abreviatura: PO, por via oral. (Os dados agrupados para o Clodronato e o Pamidronato foram retirados de uma revisão Cochrane efectuada por Pavlakis et al. [30])

No entanto, a metodologia utilizada num destes estudos pode ter sobrestimado os efeitos do tratamento [30], a disponibilidade subsequente de dados mais robustos que demonstram uma atividade semelhante do Pamidronato e a falta de aprovação da Food and Drug Administration nos EUA contribuíram para a utilização bastante limitada do Clodronato nestes doentes [31]. De facto, quatro ensaios controlados com placebo (n = 1.453) concluíram que o pamidronato i.v. (45-90 mg 3-

4 semanas) resulta num tempo significativamente mais longo (12,7 versus 7,0 meses; $p < .001$) para a ocorrência do primeiro SRE (HR, 0,77; 95% CI, 0,69-0,87), menor incidência de SREs (53% versus 68%; $p < .001$), e maior tempo para a progressão das lesões ósseas (8,3 versus 5,6 meses; $p = 0,02$) [30,32]. Além disso, as evidências de uma comparação direta sugerem sua superioridade sobre o clodronato tanto no controle dos sintomas quanto na supressão da reabsorção óssea [33]. Os dados mais recentes disponíveis são sobre os novos BPs Ácido Zoledrónico e Ibandronato [10]. Para além do ensaio de fase II anteriormente citado, realizado numa população mista de doentes com cancro da mama e mieloma múltiplo, o conjunto de provas sólidas que apoiam o ácido zoledrónico provém de um ensaio positivo controlado por placebo ($n = 228$) e de uma comparação de fase III de não inferioridade com o pamidronato em doentes com cancro da mama predominante ($n = 1.130$) (Figura 12) [34]. Após um ano de seguimento e excluindo a hipercalcemia de origem maligna, o ácido zoledrónico resultou numa percentagem 20% inferior de doentes com pelo menos um SRE (30% versus 50%; $p = 0,003$), uma taxa 39% inferior de SREs ($p = .027$), um tempo mediano mais longo para o primeiro SRE (mediana não atingida versus 12 meses; $p = 0,007$) e um risco 41% menor de SREs numa análise de eventos múltiplos (HR, 0,59; IC 95%, 0,37-0,91; $p = 0,019$), em comparação com o placebo [34]. Além disso, verificou-se que o ácido zoledrónico proporcionava um risco adicional 20% menor de eventos esqueléticos (HR, 0,80; IC 95%, 0,65-0,98; $p = 0,037$) em comparação com o pamidronato (análise de eventos múltiplos), e um benefício ainda maior em doentes com pelo menos uma lesão osteolítica. Evidências adicionais que sugerem a superioridade do ácido zoledrónico provêm de um estudo de fase II que demonstrou que o ácido zoledrónico, utilizado como terapêutica de resgate em doentes que não conseguiram obter resultados com Clodronato ou Pamidronato, pode melhorar significativamente o controlo da dor.

A utilização oral e i.v. do Ibandronato foi estudada em três ensaios controlados por placebo, todos eles utilizando um parâmetro de eficácia primário que dificulta a comparação dos resultados com outros estudos. A taxa de período de morbilidade esquelética (SMPR) foi definida como o número de períodos de 12 semanas com novas complicações ósseas dividido pelo número de períodos em estudo, e excluindo SREs que ocorreram durante as primeiras 12 semanas.

O ensaio i.v. (MF4265) randomizou 466 doentes para Ibandronato (2 mg ou 6 mg) ou placebo a cada 3-4 semanas durante um período máximo de 2 anos. Apenas o grupo que recebeu 6 mg mostrou uma vantagem estatisticamente significativa em termos de SMPR ($p = 0,004$), o número de novos eventos ósseos e o tempo até ao primeiro evento [35]. A eficácia do Ibandronato oral foi relatada numa análise conjunta de dois ensaios de fase III mais pequenos (MF4434 e MF4414) que aleatorizaram doentes com metástases ósseas de cancro da mama para 50 mg/dia de Ibandronato (n = 287) ou placebo (n = 277) durante 96 semanas. Concluiu-se que o Ibandronato produziu uma SMPR média significativamente mais baixa (0,95 versus 1,18; p = 0,004), menor risco de um evento esquelético (HR, 0,62; IC 95%, 0,48-0,79; p = 0,0001), menor número médio de eventos que requerem radioterapia (0,73 versus 0,98; p < 0,001) e menos eventos que requerem cirurgia (0,47 versus 0,53; p = 0,037) [36].

No entanto, a diferença na proporção de doentes com um SRE, que é um parâmetro simples e conservador, considerado estatisticamente mais rigoroso para avaliar o benefício clínico da terapêutica com bifosfonatos, não foi significativa no ensaio i.v. (51% versus 62%; p = 0,052) e não foi comunicada no ensaio oral. Por conseguinte, aguardam-se com expetativa os resultados de dois ensaios de fase III em curso que comparam o Ibandronato com o Ácido Zoledrónico [37].

2.5 Cancro da próstata

Em doentes com cancro da próstata, o efeito do Clodronato na sobrevivência livre de metástases ósseas no contexto não metastático e na dor óssea e sobrevência livre de progressão óssea na doença metastática tem sido bem estudado. Embora os resultados de ensaios mais pequenos não controlados tenham sido encorajadores, todos os grandes estudos controlados, com um total de 1.214 doentes aleatorizados, relataram resultados negativos (Tabela 2) [38]. Do mesmo modo, um estudo aleatório, prospetivo, em dupla ocultação e controlado por placebo (n = 57) com etidronato i.v. seguido de terapêutica de manutenção oral em doentes com cancro da próstata metastático refratário às hormonas não mostrou diferenças significativas no controlo da dor entre os dois grupos.

Tabela 2. Resumo dos ensaios aleatorizados e controlados por placebo que avaliam o benefício do clodronato no cancro da próstata

Study	n	HRPC	Bone metastases	Intervention	Primary endpoint and result
Mason et al.[40]	508	No	No	Clodronate, 2,080 mg/day PO	Bone metastases-free survival: HR, 1.22; 95% CI, 0.88–1.68; p = .23
Dearnaley et al. [41]	311	No	Yes	Clodronate, 2,080 mg/day PO	Bone progression-free survival: HR, 0.79; 95% CI, 0.61–1.02; p = .06
Ernst et al. [42]	209	Yes	Yes	Clodronate, 1,500 mg/3 wks i.v.	Pain score reduction: response in 45% versus 39%; p = .54
Kylmala et al. [43]	56	Yes	Yes	Clodronate, 300 mg/day i.v. 5 days, then 1,600 mg/day PO 12 mos	Pain intensity using VAS: no significant difference in VAS at 1, 3, 6, or 12 mos
Strang et al.[44]	55	Yes	Yes	Clodronate, 300 mg/d i.v. 3 days, then 3,200 mg/day PO 3 wks	Pain intensity using VAS: 21 mm difference in VAS: p > .05
Elomaa et al [45]	75	Yes	Yes	Clodronate, 3,200 mg/day PO 1 mo, then 1,600 mg/day PO	Proportion of patients with pain: no significant difference between groups at 1, 3, or 6 mos

Abbreviations: CI, confidence interval; HR, hazard ratio; HRPC, hormone-refractory prostate cancer; PO, orally; VAS, visual analogue scale.

No tratamento e prevenção de SREs, o pamidronato foi avaliado prospectivamente com resultados igualmente decepcionantes. Uma análise conjunta de dois ensaios multicêntricos, em dupla ocultação, aleatorizados e controlados por placebo (n = 378) em doentes com cancro da próstata refratário a hormonas e com metástases ósseas não conseguiu demonstrar um benefício global do tratamento com pamidronato i.v. a cada 3 semanas (90 mg) nas medições da dor auto-relatadas, na utilização de analgésicos, na proporção de doentes com uma ERS ou na mobilidade (Tabela 2) [39].

Por outro lado, o tratamento com ácido zoledrónico (4 mg) i.v. de 3 semanas demonstrou efetivamente um benefício em doentes com cancro da próstata refratário às hormonas e com doença óssea metastática. Num grande estudo prospetivo, aleatório e controlado (n = 422), verificou-se uma proporção absoluta significativa de 11% menor de doentes que sofreram um ou mais SREs (p = 0,028) e um tempo significativamente maior até ao primeiro SRE de 5,5 meses (p = 0,009). Além disso, foi observada uma taxa de morbilidade esquelética média absoluta inferior de 0,7 SREs por ano (p = 0,005), em comparação com o grupo placebo, no qual, aos 2 anos de seguimento, 49% dos doentes sofreram um ou mais SREs e tiveram, em média, 1,47 SREs por ano [46]. Para além da análise do primeiro evento, o Zometa também resultou num risco relativo contínuo de 36% menor de SREs (HR, 0,64; IC 95%, 0,430,81; p = 0,002), em comparação com o placebo. Curiosamente, os doentes sem dor parecem ser os mais beneficiados, pelo que o tratamento com ácido zoledrónico não deve ser adiado até ao aparecimento de sintomas [47]. Os dados sobre o Ibandronato, a mais recente adição à constelação dos bisfosfonatos, ainda estão a amadurecer, e são necessários ensaios controlados com placebo antes de poderem ser considerados [48].

2.6. Outros tumores sólidos

Os dados sobre a eficácia do ácido zoledrónico no cancro do pulmão de células pequenas e não pequenas, no carcinoma de células renais e numa variedade de outras histologias (incluindo cancro da cabeça e do pescoço, da tiroide e cancro primário desconhecido) provêm de um grande ensaio (n = 773), controlado por placebo, que demonstrou uma proporção significativamente menor (39% versus 48%; p = 0.04) de doentes com um ERS (HR, 0,69; IC 95%, 0,54-0,89; p = 0,003), um tempo médio mais longo até ao primeiro ERS (7,9 versus 5,2 meses; p = 0,009) e uma incidência anual de ERS 36% mais baixa (média de 1,74 versus 2,71 ERS por ano; p = 0,01), em comparação com o placebo aos 21 meses de seguimento [49]. Uma análise de subconjunto de doentes com carcinoma das células renais nesse ensaio concordou com este facto, com uma proporção significativamente mais baixa (37% versus 74%; p = 0,015) de doentes com um ERS (HR, 0,39; 95% CI, 0,19-0,81; p = 0,008) [50]. O conjunto destes dados levou a que o ácido zoledrónico fosse o único bifosfonato com aprovação regulamentar a nível mundial para utilização em doentes com metástases ósseas secundárias a tumores sólidos que não o cancro da mama. Além disso, um estudo aleatório de fase III que recrutou doentes (n = 287) com uma vasta gama de neoplasias malignas demonstrou a superioridade do ácido zoledrónico em relação ao pamidronato no tratamento da hipercalcemia [51].

3. estratificação do risco utilizando marcadores de renovação óssea

Quando o osso é reabsorvido pela atividade dos osteoclastos, os restos de colagénio da matriz orgânica podem ser detectados no soro ou na urina [52, 53]. Estes produtos de degradação, incluindo o telo-peptídeo de ligação cruzada amino-terminal (NTX-I) e carboxi-terminal (CTX-I), demonstraram ser marcadores bioquímicos específicos da função dos osteoclastos e, por conseguinte, da renovação óssea [54]. Embora tenha sido inicialmente utilizado em ensaios clínicos para avaliar o efeito da bifosfonoterapia na renovação óssea, a utilização de CTX-I sérico foi recentemente proposta para prever o risco de ONJ após um procedimento dentário invasivo em doentes que recebem terapia com bifosfonatos orais. Os pacientes com níveis séricos de CTX-I em jejum matinal >150 pg/ml são considerados como tendo uma capacidade residual adequada de remodelação óssea e como tendo um risco mínimo [55].

No entanto, a técnica está sujeita a uma variabilidade considerável, tanto relacionada com o sujeito como com o ensaio, e a maioria dos doentes em terapêutica com bifosfonatos não terá efectuado uma medição de base do CTX-I. Além disso, as fontes conhecidas de variabilidade do CTX-I incluem, entre outras, o ciclo circadiano, o género, a idade, a ingestão de alimentos, a função renal e hepática e a utilização de medicação concomitante [56]. Por conseguinte, pode questionar-se se um ponto de corte arbitrariamente definido de 150 pg/ml, que não tem em conta os níveis basais de CTX-I antes da terapêutica, é universalmente adequado. De facto, relatórios publicados recentemente lançam dúvidas sobre a fiabilidade do CTX-I ao não demonstrarem uma relação significativa entre o marcador e a gravidade da ONJ e o facto de alguns doentes com ONJ terem marcadores ósseos que se encontram dentro da gama normal [57, 58].

Em doentes com metástases esqueléticas, os marcadores de renovação óssea não têm qualquer mérito teórico, pelo que não devem ser utilizados para orientar as decisões de gestão clínica. De facto, os marcadores ósseos dão uma impressão global do turnover ósseo em todo o esqueleto e, em doentes com cancro, isto será largamente determinado pelo número e atividade dos depósitos tumorais metastáticos no esqueleto. Uma amostra de CTX-I sérico com um valor acima de um limiar predefinido não é, nestes doentes, uma medida da capacidade residual adequada dos osteoclastos, mas sim de um mau controlo da doença.

Para além disso, o aumento dos marcadores de renovação óssea causado pelas metástases esqueléticas varia muito entre as diferentes doenças malignas. Este facto foi elegantemente demonstrado numa análise conjunta de três ensaios clínicos aleatórios, controlados, de fase III de doentes com cancro (*n* = 1.462) que receberam ácido zoledrónico. Aproximadamente 44% dos doentes com cancro da próstata apresentavam níveis elevados de NTX-I/creatinina na urina na fase inicial, em comparação com 37% dos doentes com cancro da mama e apenas 20% dos doentes com mieloma múltiplo. Além disso, verificou-se que os marcadores de reabsorção óssea fornecem informações prognósticas em doentes com metástases ósseas. A persistência de níveis elevados ou moderados de NTX-I/creatinina em doentes com tumores sólidos durante o tratamento com bifosfonatos foi associada a um risco de morte 4,8 vezes (IC 95%, 3,9-5,9; *p* < 001) e 3,1 vezes (IC 95%, 2,5-3,8; *p* < 001) mais elevado, respetivamente, em comparação com doentes com marcadores de renovação óssea baixos [59]. Consequentemente, a utilização de terapia dirigida por marcadores está a ser prospectivamente investigada no ensaio BISMARK (BPs in metastatic bone disease: marker direted therapy with Zoledronic acid) [60].

Em resumo, embora o conceito teórico de estratificação de risco utilizando CTX-I em doentes com osteoporose seja apelativo, a evidência atual é ainda limitada e requer uma maior validação antes de se justificar a sua utilização clínica generalizada. Em contraste, em doentes com cancro com doença óssea metastática, que em última análise representarão 95% dos casos de ONJ, não vemos ainda qualquer papel para os marcadores ósseos na orientação das decisões de gestão.

4. Química

4.1. Síntese:

A fórmula geral dos BPs permite um grande número de variações possíveis, bastando alterar as duas cadeias laterais do carbono. Pequenas alterações na porção R^1 ou R^2 podem levar a grandes alterações nas suas propriedades físicas, químicas, biológicas, terapêuticas e toxicológicas.

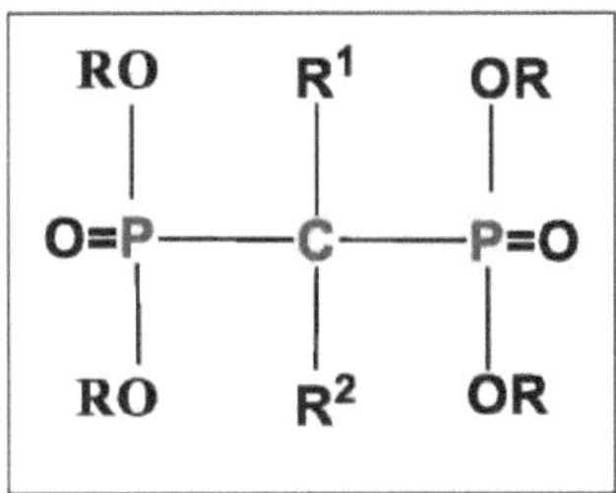

Estrutura geral do BPS

A modelação molecular assistida por computador (CAMM), programa PASS [61], foi adoptada para a conceção in *silico* das estruturas de moléculas potencialmente activas para síntese. No entanto, a síntese de derivados de bifosfonatos e as respectivas

O ácido bifosfónico foi discutido em pormenor num artigo de revisão recente [62]. Por conseguinte, apresentámos aqui alguns dos nossos novos resultados obtidos ultimamente no desenvolvimento de novos BPs como agentes antineoplásicos.

Síntese de alguns compostos BP anti-tumorais

O éster tetraetil do ácido metilenobisfospónico (**1**) foi adicionado a **2-azido-2a**, **2b**, **6a-6c** e 2-cloroquinolina-3-chalconas **9a-9d** (Esquemas 1-3) numa solução de etanolato de sódio em ebulição para obter, *por* reação de condensação (Esquema 1) ou adição de Michael (Esquemas 2, 3), tetrazolo[1,5-a]quinolina- **4a**, **4b**, **7a-7e** e bisfosfonatos à base de 2-cloroquinolina **10a-10d**, em *configuração E*. A hidrólise ácida adicional dos bisfosfonatos selectivos Os BPs produziram os respectivos análogos BP-ácidos **5**, **8** e **11** com excelentes rendimentos. Foi efectuado um rastreio da atividade antitumoral dos novos compostos BP a uma dose de 10 μM, utilizando 44 linhas de células tumorais humanas diferentes, representando o cancro da mama, do ovário, da próstata, do pulmão e do SNC, bem como a leucemia e o melanoma. Oito dos dez compostos testados exibiram uma notável atividade antitumoral contra o cancro da mama e da próstata e uma prometida sensibilidade antitumoral contra o cancro do ovário e o melanoma. Por outro lado, apenas se verificou uma atividade dispersa contra a leucemia; e nenhuma ação notável destes BP-ácidos no cancro do SNC ou do pulmão [63, 64].

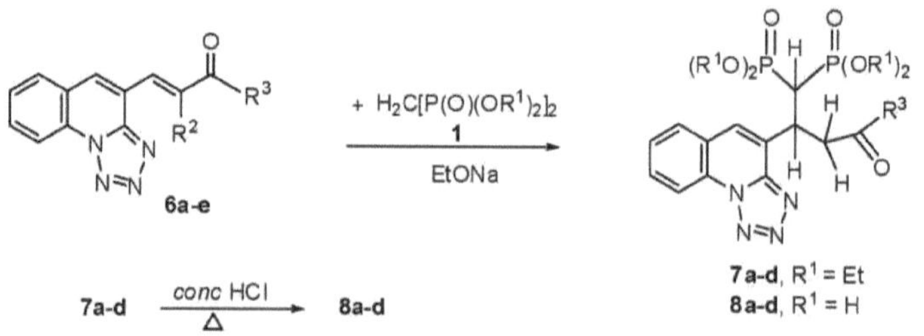
+ $H_2C[P(O)(OR^1)_2]_2$
1
EtONa
6a-e
7a-d, R^1 = Et
8a-d, R^1 = H
7a-d
conc HCl
Δ
8a-d

7, 8	R^2	R^3	7, 8	R^2	R^3
a	H	Ph	d	H	2-furanyl
b	H	2-thienyl	e	CN	NH_2
c	H	2-pyrrolyl			

Esquema 2

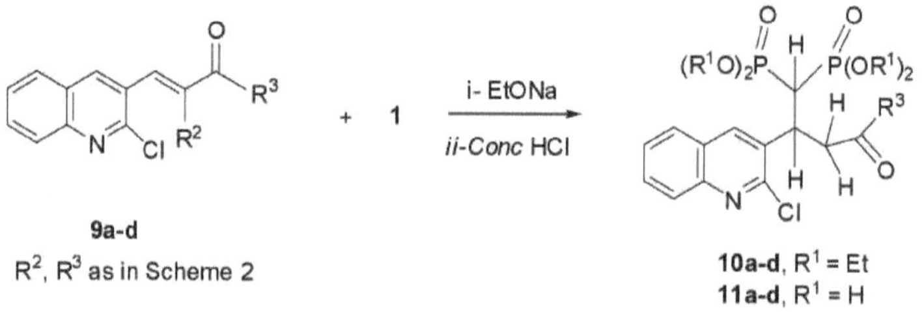
+ 1
i- EtONa
ii-Conc HCl
9a-d
R^2, R^3 as in Scheme 2
10a-d, R^1 = Et
11a-d, R^1 = H

Esquema 3

Uma série de compostos de metilenodifosfonato **18**, **19** e **20** através da reação de condensação das oxazinas **12-17** com o reagente de Horner, reagente de tetraetilenobisfosfonato **1**. Foram discutidas as propriedades antitumorais dos produtos bisfosfonatos dos tipos **18-20** [65].

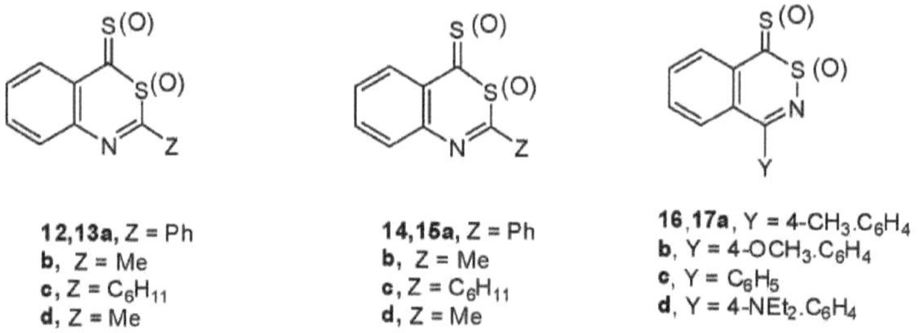
12,13a, Z = Ph
b, Z = Me
c, Z = C_6H_{11}
d, Z = Me
14,15a, Z = Ph
b, Z = Me
c, Z = C_6H_{11}
d, Z = Me
16,17a, Y = 4-$CH_3.C_6H_4$
b, Y = 4-$OCH_3.C_6H_4$
c, Y = C_6H_5
d, Y = 4-$NEt_2.C_6H_4$

Estruturas **12-17**

18

X = S or O
R = H
R = Me

19

X = S or O
Z = Ph, Z = Me
Z = C$_6$H$_{11}$, Z = Me

20

X = S or X
Y = 4-Me.C$_6$H$_4$, Y = 4-OMe.C$_6$H$_4$
Y = Ph, Y = 4-NEt$_2$.C$_6$H$_4$

Estruturas **18-20**

Foi recentemente relatada uma abordagem sintética geral para duas novas séries de BPs: arilamino-2-etano-1,1--diil- e benzoxazole-2-metileno-bifosfonatos [66] A hidrólise ácida de BPs selecionados foi realizada para dar o correspondente ácido bifosfónico (BP-ácido). Em seguida, a previsão da permeabilidade (hidrofobicidade) dos compostos-alvo foi medida, através de uma combinação de RP-HPLC e técnicas computacionais, para estudar a capacidade de transporte da molécula através das membranas celulares. Foram avaliadas as propriedades de citotoxicidade/inibição de crescimento de 50% (GI50,mg/L) dos produtos. Posteriormente, foi também discutida a comparação dos resultados farmacológicos com os coeficientes de partição água-octanol (log KOW) dos compostos.

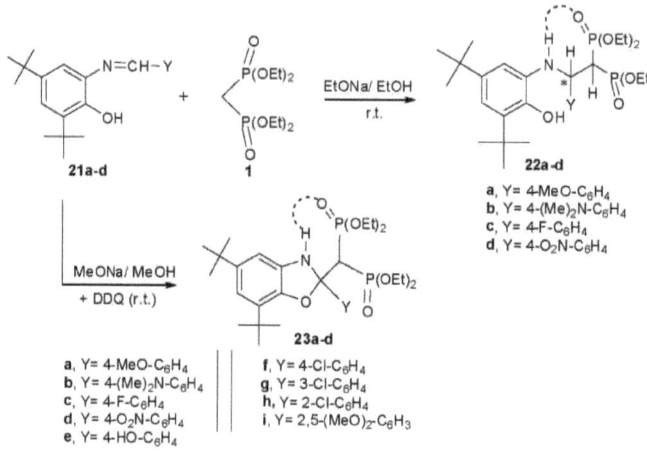

Esquema 4

3.1. Potência antitumoral

O rastreio da atividade antitumoral de vários BP-ácidos obtidos nos Esquemas 1-4 foi investigado in *vitro*, aplicando linhas celulares de carcinoma da mama humana (MCF7), do colo do útero (HELA), do cólon (HCT116) e da próstata (PC-3). O medicamento 5-Fluoro-uracil foi utilizado como controlo positivo. Os resultados mostraram que os BP-ácidos mais eficazes entre os compostos testados são as estruturas **A-D** (Figura 13), enquanto a inibição significativa foi exibida para a linha de células da mama MCF7.

Os resultados obtidos representam a concentração dos compostos investigados utilizados que resultam numa inibição do crescimento de 50% (*GI50 μmol/mL*) para as linhas celulares humanas testadas.

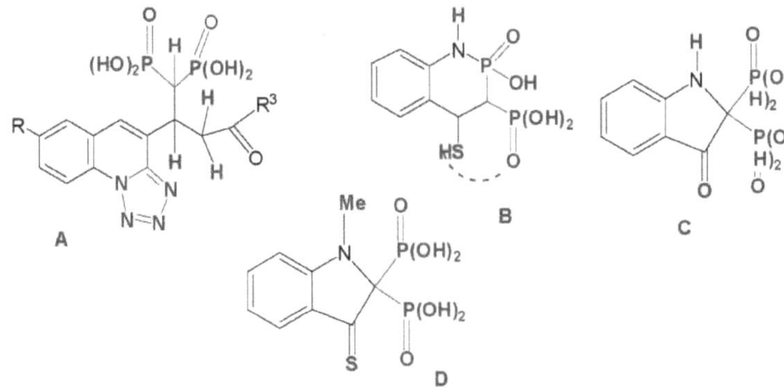

Figura 13. Resultados da avaliação anti-tumoral

Mama: (MCF7); colo do útero (HELA); cólon (HCT116); próstata (PC-3)

Por exemplo, Concentrações que resultam numa inibição do crescimento de 50% (GI50, mg/L) de linhas de células tumorais da mama humana in vitro (MCF7). 5-fluorouracil GI50: 17,7 a 38,8 μmol L^{-1} ; A GI50: 14,2 a 30,9 μmol L^{-1} ; B: GI50: 15,6 a 30,2 μmol L^{-1} ; C GI50: 17,3 a 32,6 μmol L^{-1} ; D: GI50: 17,5 a 35,6 μmol L^{-1}

5. Conclusão

Os bifosfonatos demonstraram ser um trunfo importante no tratamento e prevenção de SREs em doentes com cancro e metástases ósseas. Embora os resultados no contexto adjuvante sejam muito promissores, em particular na prevenção de metástases ósseas, ainda não estão a mudar a prática. Com os resultados de uma série de grandes ensaios a serem comunicados num futuro próximo, o veredito final sobre a utilização adjuvante de BPs no cancro da mama ainda não foi dado. No entanto, parece razoável assumir que alguma desta investigação se traduzirá em novas indicações para a utilização de BPs em oncologia. Com a utilização crescente de bifosfonatos, a ONJ tem de ser reconhecida como um potencial efeito secundário que é raro, mas que pode ter um elevado impacto na qualidade de vida. No entanto, ao implementar um conjunto de medidas preventivas simples, a ONJ não deve dissuadir o clínico de utilizar esta poderosa ferramenta na prática diária e de reconhecer as estrelas em ascensão que os BPs continuam a ser em oncologia.

6. Referências

1. Fleisch, H. A., Russell, R. G. G., Bisaz, S., Casey, P. A., R. C., MUhlbaur. *Calcif. Tissue Res.*

1968, 2, 10-10a.

2. van den Wyngaert, T., Huizing, M.T., Vermorken, J. B. *Ann. Oncol.* **2008**, 19, 1357-59.

3   . Bassett, C. A., Donath, A., Macagno, F., Preisig, H., Fleisch, M. D. *Lancet.* **1969**, 294, 845.

4. Fleisch, H. A., Russell, R. G., Francis, M. D. *Science,* **1969**, 165, 1260-62.

5. Bijvoet, O. L. M., Fleisch, H. A., Canfield, R. E., Russell, R. G. (Eds.). *Bisphosphonates on Bones.* Amesterdão, Holanda: Elsevier **1995**.

6. a) Wang, L., Kamath, A., Das, H., Li, L., Jack, F., Bukowski, J. F. *J. Clin. Invest.* **2001**, 108, 1349-57; b) Abdou, W. M., Shaddy, A. A., Khidre, R. E., Awad G. E. A. *J. Heterocycl. Chem.* **2016**, 53, 525-532.

7   . Ghosh, S., Chan, J. M. W., Lea, C. R., Meints, G. A., Lewis, J. C., Tovian, Z. S. Flessner, R. M., Loftus, T. C. Bruchhaus, I. Kendrick, H., Croft, Robert G. Kemp, S. L., Kobayashi, S. Nozaki, T., Oldfield, E. *J. Med. Chem.* **2004**, 47, 175-87.

.8. Cromartie, T. H., Fisher, K. J., Grossman, J. N. *Pest. Biochem. Phsol.* **1999**, 63: 114-26.

8   .. Mckenna, C. E., Kashemirov, B. A., Li, Z. M. *Phosphorus, Sulfur and Silicon* **1999**, 144-146: 313-6. b) Shaddy, A.M. Kamel A.A., Abdou W.M. *Synth. Comm.* **2013**, 43, 236-52.

10. Peng, Z. Y., Mansour, J. M. Araujo, F., Ju, J. Y., Mckenna, C. E., Mansour, T. E. *Biochem. Pharm.* **1995**, 49: 105-13.

11   . Fleisch, H. *Bisphosphonates: A New Class of Drugs in Diseases of Bone and Calcium Metabolism,* editado por Baker, P.F., *Handbook of Experimental Pharmacology,* Berlin/Heidelberg: Springer, **1988**, 83, 441-65.

12. Nakamura, M., <u>Ando, T.</u>, <u>Abe, M.</u>, <u>Kumagai</u>, K., <u>Endo</u>, Y. *.Br. J. Pharmacol.* **1996**, 119, 205-12.

13. Maksymowych, W. P. *Curr. Med. Chem.-Anti-Inflammatory & Anti-Allergy Agents,* **2002**, 1, 15-28.

14   . Fleisch, H. *Breast Cancer Res.* **2002**, 4, 30-34.

15   . Mundy, G. R. *Cancer,* **1997**, 80, 1546-56.

16   . Ross, J. R. Saunders, Y., Edmonds, P. M., Patel, S., Broadley, K. E., Johnson, S. R. D. Bioorganic *& Medicinal Chem. Lett. (BMJ),* **2003**, 327, 469-74.

17. Marx, R.E. *J. Oral Maxillofac Surg.* **2003**, 61, 1115-17.

.18. Conte, P., Guarneri, V. *The Oncologist,* **2004**, 9, 28-37.

19. Estilo, C. L. van Poznak C. H., Bohle G. C., et al. *The Oncologist,* **2008**, 13, 91120.

20. Ibrahim, T. Barbanti, F., Giorgio-Marrano, G., et al. *The Oncologist,* **2008**, 13, 330-36.

21 . Brufsky, A. M. *The Oncologist,* **2008**, 13, 187-95.

22 . Polascik, T. J. *Prostate Cancer Prostatic Dis.* **2008**, 11, 13-19.

23 . Greenspan, S. L., Nelson, J. B., Trump, D. L., et al. *Ann. Intern. Med.* **2007**, 146, 416-24.

24 . Ryan, C. W., Huo, D., Demers, L. M., et al. *J. Urol.* **2006**, 176, 972-78.

25 . McCloskey, E. *Eur. J. Cancer,* **2006**, 42, 1044-51.

26. Delmas, P.D., Balena, R., Confravreux, E., et al. *J. Clin. Oncol.* **1997**, 15: 95562.

27. Gnant, M., Mlineritssch, B., Luschin-Ebengreuth, G., et al. *Lancet. Oncol.* **2008**. 9, 840-49.

28 . McCloskey, E.V. MacLennan, L. C., Drayson, M. T., et al. *Br J. Haematol* **1998**, 100, 317-25.

29 . Menssen, H.D., Sakalova, A., Fontana, A., et al. *J. Clin. Oncol.* **2002**, 20, 235359.

30. Pavlakis, N. Schmidt, R., Stockler, M. *Cochrane Database Syst Rev.* **2005** (3): CD003474.

31. Coleman, R. E. *Ann. Oncol.* **2005**, 16, 687-95.

32 . Lipton, A. Theriault, R. L., Hortobagyi, G. N., et al. *Cancer* **2000**, 88, 1082-90.

33. Jagdev, S. P. *Ann. Oncol.* **2001**, 12, 1433-38.

34 . Kohno, N. Aogi, K., Minami, H., et al. *J. Clin. Oncol.* **2005**, 23, 3314-21.

35. Body, J. J., Diel, I. J., Lichinitzer, M., et al. *Ann. Oncol.* **2003**, 14, 1399-405.

36. Body, J. J., Diel, I. J., Lichinitzer, M., et al. *Br. J. Cancer* **2004**, 90, 1133-37.

37. Barrett-Lee, P.J., Murray, N. *Bone* **2006**, 38, 67.

38. Berry, S. *Can. J. Urol.* **2006**, 13, 3180-88.

39 . Small, E. J., Smith, M. R., Scaman, J. J., et al. *J. Clin. Oncol.* **2003**, 21, 4277-84.

40. Mason, M. D., Syndes, M. R., Glaholm, J., et al. *J. Natl. Cancer Inst.* **2007**, 99, 765-76.

41 . Dearnaley, D. P., Syndes, M. R., Mason, M. D. et al. *J. Natl. Cancer Inst.* **2003**, 95, 1300-11.

42 . Ernst, D. S. Tannock, I. F., Winquist, E. W., et al. *J. Clin. Oncol.* **2003**, 21, 333542.

43. Kylmala, T., Taube, T., Tammela, T., et al. *Br. J. Cancer* **1997**, 76, 939-42.

44 . Strang, P., Nilson, S., Brandstedt, S., et al. *Anticancer Res.* **1997**, 17, 4717-21.

45. Elomaa, I., Kylmala, T., Tammela, T., et al. *Int. Urol. Nephrol.***1992**, 24, 159-66.

46. Saad, F., Gleason, D. M., Murray, R., et al. *J. Natl. Cancer Inst.* **2002**, 94, 145868.

47. Saad, F. *Eur. Urol.* **2007**, 6, 683-88.

48. Heidenreich, A., Elert, A., Hofmann, R., et al. *Prostate Cancer Prostatic Dis.* **2002**, 5, 231-35.

49. Rosen, L. S., Gordon, D., Tchrkmedyian, N. S., et al. *Cancer* **2004,** 100, 261321.

50 . Lipton, A. *Cancer* 2003, 98: 962-69.

51. Major, P., Lortholary, A., Hon, J., et al. *J. Clin. Oncol.* **2001**, 19, 558-67.

52. Papapoulos, S. E. Cremers, S. C. *N. Engl. J. Med.* **2007**, 356, 1075-76.

53. Fleisch H. *Bisphosphonates in Bone Disease.* Segunda edição. New York: The Parthenon Publishing Group, **1995**, p 27.

54. Calvo, M. S, Eyre, D. R., Gundberg, C. M. *Endocr. Rev.* **1996**, 17, 333-68.

55. Marx, R. E., Cillo, J. E. Jr, Ulloa, J. J., et al. *J. Oral Maxillofac. Surg.* **2007**, 65, 2397-410.

56. Seibel, M. J. *Clin. Biochem. Rev.* **2005**, 26, 97-122.

57. Bagan, J. V., Bagan, J. V., Jimenez, Y., Gomez, D., et al. *Oral Oncol.* **2008**, 44, 1088-89.

58.] Lehrer, S., Montazem, A., Ramanathan, L., et al. *Oral Med. Oral Pathol.Oral Radiol. Endod.* **2008**, 106: 389-91.

59.] Coleman, R. E., Major, A., Lipton, A., et al *J. Clin. Oncol.* **2005,** 23, 4925-35.

60.] Lipton, A. *Cancer Treat Rev.* **2006**, 32: 20-22.

61.] a) Da Silva, C. H., Da Silva, V. B., Resende, J. et al. *J. Mol. Graph. Model.* **2003**, 28, 513-23; b) Lagunin, A. A., Gomazkov, O. A., Filimonov, T. A. et al. *J. Med. Chem.* **2010**, 46, 3326-32.

62.] Abdou, W. M., Shaddy, A. M. *Arkivoc,* **2009**, 9, 143-82.

63.] Abdou, W. M., Khidre, R. E., Kamel, A. A. *Arch. Pharm. Chem. Life Sci.* **2012**, 345, 123-36.

64.] Abdou, W. M. Kamel, A. A., Khidre, R. E., Geronikaki A., Ekonomopoulou M. T. *Chemical Biology & Drug Design,.* **2012**, 79, 719-30.

65.] Kamel, A. A., Geronikaki, A., Abdou, W. M. *Eur. J. Med. Chem.* **2012**, 51, 23949.

66.] Abdou, W. M. Barghas,h R. F., Sediek, A. A. *Eur. J. Med. Chem.* **2012**, 57, 36272.

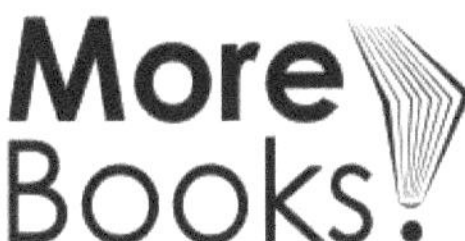

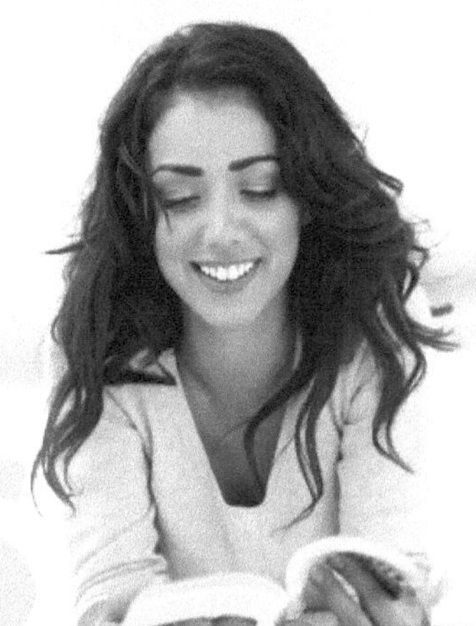

I want morebooks!

Buy your books fast and straightforward online - at one of world's fastest growing online book stores! Environmentally sound due to Print-on-Demand technologies.

Buy your books online at
www.morebooks.shop

Compre os seus livros mais rápido e diretamente na internet, em uma das livrarias on-line com o maior crescimento no mundo! Produção que protege o meio ambiente através das tecnologias de impressão sob demanda.

Compre os seus livros on-line em
www.morebooks.shop

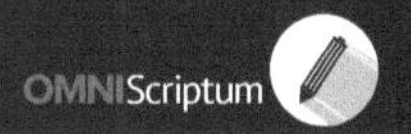

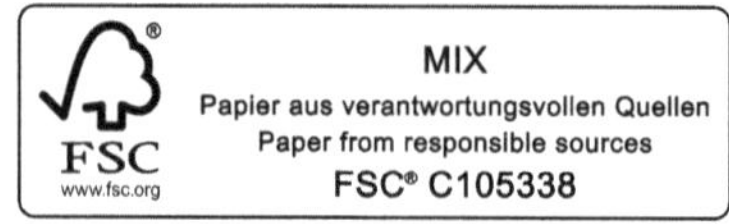

Printed by Books on Demand GmbH, Norderstedt / Germany